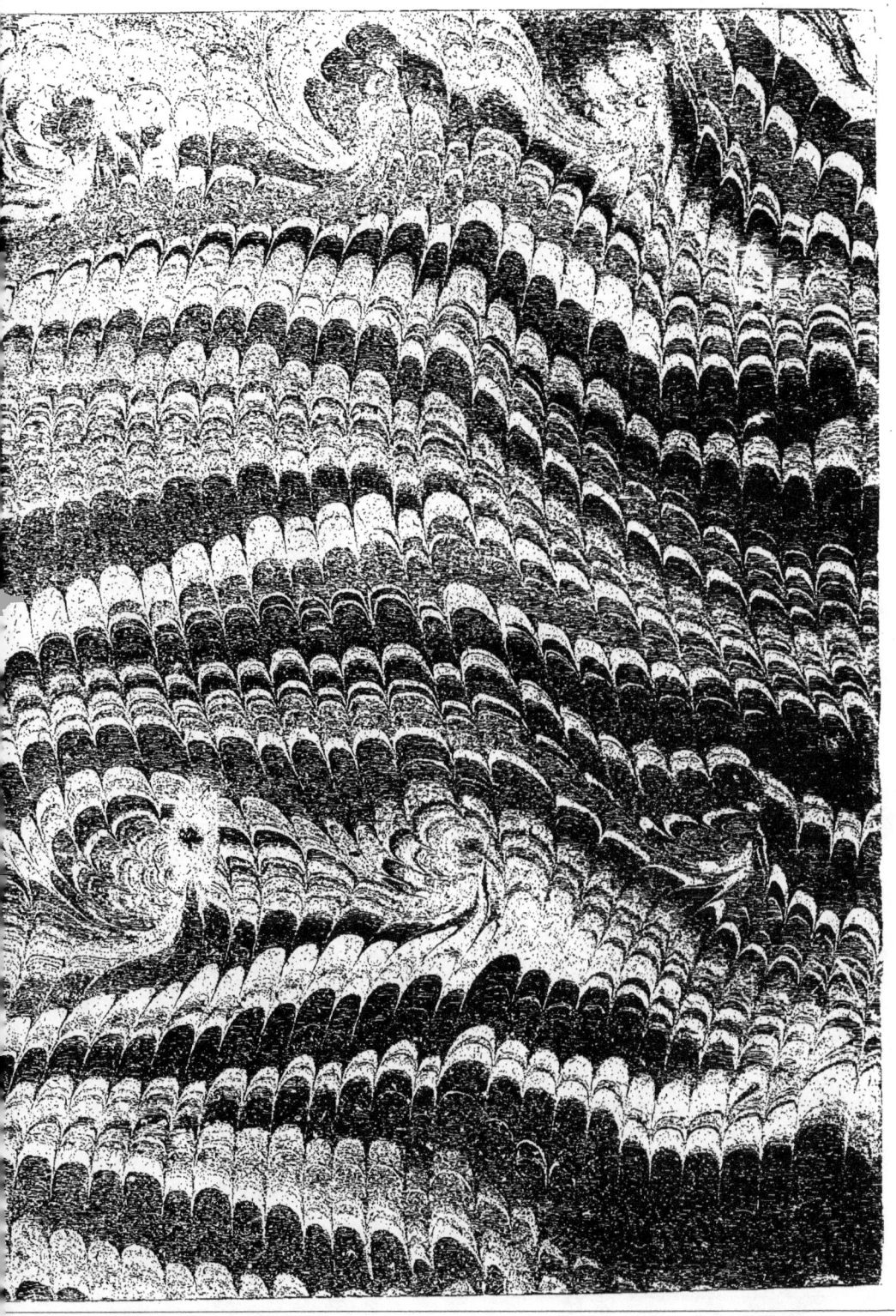

Set. arts 2.585.
Il y a parmi ces observations des choses assés
curieuses Mr. Barrere a composé plusieurs
autres ouvrages et des observations sur l'histoire
naturelle il à écrit la relation de son Voyage a
Cayenne il vit encore a Perpignan./.

SA
7678

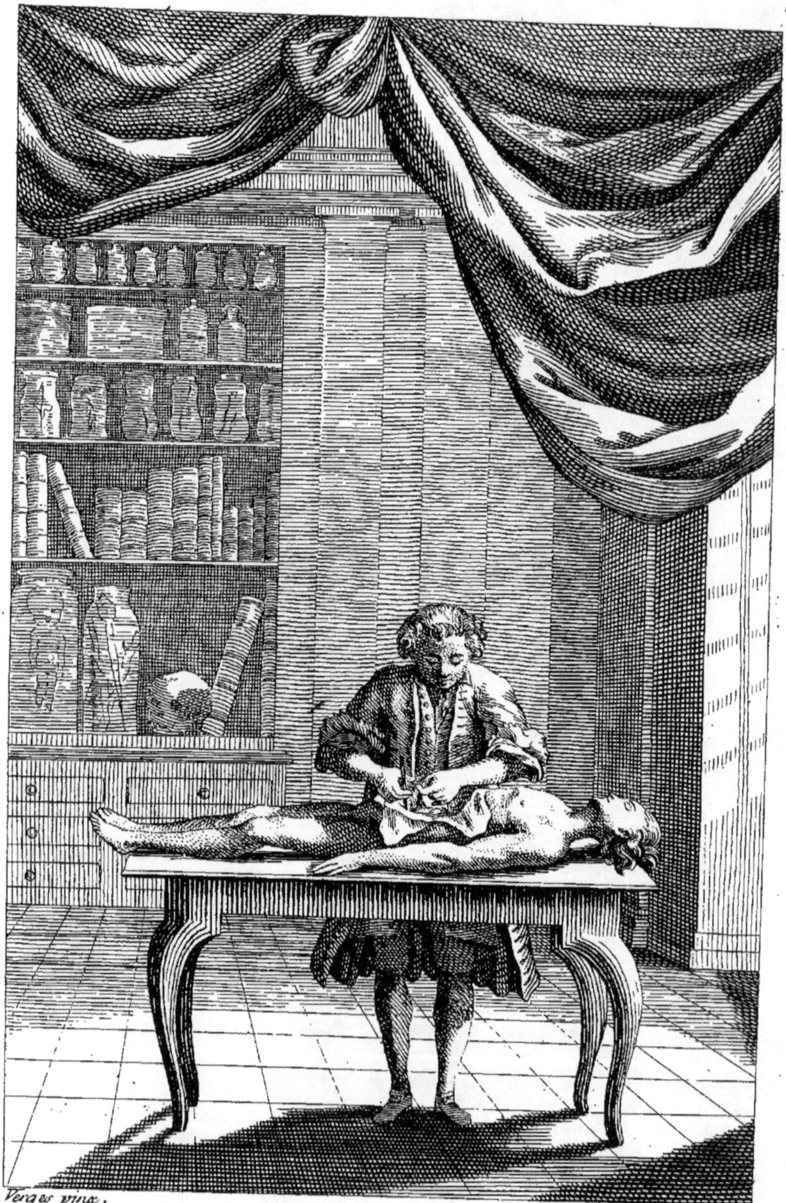

Vergis pinx. *Pasquier sc.*

De Funere, Vita.

OBSERVATIONS ANATOMIQUES,

TIRE'ES DES OUVERTURES D'UN GRAND NOMBRE DE CADAVRES, PROPRES A DECOUVRIR

LES CAUSES DES MALADIES ET LEURS REME'DES.

Nouvelle Edition augmentée
AVEC FIGURES.

Par PIERRE BARRERE, de la Societé Royale des Sciences de Montpellier, Correspondant de l'Académie Royale des Sciences de Paris, Professeur en Médecine de l'Université de Perpignan, Médecin de l'Hôpital Militaire de la même Ville, cy-devant Médecin-Botaniste du Roy à l'Isle de Cayenne.

✱✱
✱✱

A PERPIGNAN,
Chez J. B. REYNIER, Imprimeur du Roy & du Clergé.

M. DCC. LIII.

A MONSEIGNEUR
LOUIS DE NOAILLES,
DUC D'AYEN,
LIEUTENANT-GENERAL DES ARMÉES DU ROY;
CHEVALIER DE SES ORDRES,
PREMIER CAPITAINE DES GARDES DU CORPS DU ROY;
GOUVERNEUR
ET CAPITAINE-GENERAL
DES COMTE'S ET VIGUERIES DE ROUSSILLON,
CONFLENT ET CERDAGNE,
GOUVERNEUR DES VILLES ET CITADELLE
DE PERPIGNAN
EN-SURVIVANCE DE MONSEIGNEUR LE MARECHAL
DUC DE NOAILLES SON PERE;
GOUVERNEUR ET CAPITAINE DES CHASSES
DE SAINT GERMAIN EN LAYE.

ONSEIGNEUR,

Les Observations Anatomiques que j'ay l'honneur de présenter à VOTRE

GRANDEUR, tendent à conserver la vie des hommes, en découvrant les causes des Maladies & leurs Rémédes. L'utilité publique qui Vous intéresse toujours, & que je me suis uniquement proposée dans cet Ouvrage, ose me persuader que Vous voudrez bien me permettre que je le mette au jour sous Vos Auspices. Je n'envisage dans cet Hommage que je Vous dois à tant de Titres, ni l'homme de Guerre, ni l'homme d'Etat, Les Lettres que Vous cultivez, la Botannique dont Vous faites vos délices, & la Protection que Vous accordez aux Sciences en font le seul Objet. Les bontés marquées dont Vous m'honorez, MONSEIGNEUR, me font espérer que Vous récevrez cet Ouvrage comme un Témoignage public de ma Réconnoissance, de l'Attachement & du Respect avec lesquels je serai toute ma vie,

MONSEIGNEUR,

DE VOTRE GRANDEUR,

Le très-humble & très-obéïssant serviteur,
BARRERE.

AVERTISSEMENT.

L'Accueil favorable que l'on a fait à quelques Observations Anatomiques que j'avois publié d'abord pour sonder le goût des Sçavans, me donne lieu d'esperer la même grace pour cette nouvelle Edition augmentée d'un grand nombre d'Observations, & enrichie de plusieurs Figures que les yeux & l'esprit saisissent également.

Je n'expose par tout, que des véritez utiles puisées dans l'expérience, & nullement noyées dans les raisonnemens. Je me suis renfermé seulement dans des faits qui sont tombez sous ma main, & qui m'ont paru intéressants, & j'ai laissé à part ceux qui sont simplement curieux, comme des

Enfans Acephales; des mains monſ-
trueuſement bourſouflées de vent; des
luettes fourchues; des cornichons au
front; des dents inciſives, découpées
en trèfle, & pluſieurs autres que j'ai
remarqué.

Je ſuis le même Plan & le même
ordre que j'ai gardé dans ma premiere
Edition; je raporte d'abord, dans une
ſévère exactitude, l'état des Malades
que j'ai obſervé jour par jour, & la
maniere dont je les ai traités; j'expoſe
enſuite nuëment ce que j'ai trouvé à
l'ouverture de leurs Cadavres; enfin,
je fais voir ce qui réſulte des ſimples
faits bien vûs, & quel en doit être
le fruit.

Quoique quelques-unes de ces Obſervations ſemblent n'être qu'une répeti-
tion de ce qui a été déja obſervé par

des Médecins habiles, j'ai crû cependant devoir les donner comme de nouvelles preuves de leurs découvertes. Peut-être y apercevra-t'on des circonstances qui pourront les rendre plus utiles? Il est à souhaiter, pour l'avancement de la Médecine, que les Médecins de tous les Pays se transmettent leurs connoissances, & se donnent la main pour comparer les Observations de tous les Climats, & profiter dans un lieu de ce qui a été rémarqué dans un autre ; aussi je ne me propose dans mes recherches que d'être utile, & de m'instruire pour l'être toûjours d'avantage.

Nisi utile est quod facimus,
stulta est gloria.
Phad. Lib. 3. Fab. 15.

OBSERVATIONS ANATOMIQUES.

SECTION I.
DES OBSERVATIONS FAITES A LA TESTE.

Engorgement du Cerveau, causé par la Nostalgie, ou la maladie du Pays.

OBSERVATION I.

LE nommé la Rose, Soldat au Régiment de Bourgogne, âgé de dix-huit ans, entra à l'hôpital Militaire de Perpignan le 26 Décembre 1749, paroissant tout étourdi & comme hébêté; on le voyoit plongé dans une mélancolie profonde; il ne disoit rien; il étoit toûjours couché sur son lit, d'où il se laissoit tomber sans s'en apercevoir; le pous étoit lent & petit, il fut saigné d'abord du bras; on réiterera la saignée avec ménagement, à cause de l'abbatement où étoit le Malade, qu'on tâcha de ranimer par une Potion cordiale & par des Rôties au vin. Le Malade qui étoit presque toûjours comme assoupi, parloit quelquefois de son Pays, mais souvent il révoit. Enfin, la tête se prit plus que jamais; le Malade tomba dans un fort assoupissement, avec un pous petit & fréquent. Je prescrivis inutilement des vésicatoires, des saignées de la de la jugulaire & autres remedes ; le Malade mourut le 9 Janvier 1750, le quatorziéme jour après son entrée à l'Hôpital.

Ouverture du Cadavre.

Je sciai le Crane, les Vaisseaux du Cerveau étoient monstrueusement gonflez de sang ; ils étoient noiratres surtout les veines cervicales ; le troisiéme ventricule du Cerveau étoit plein d'eau ; la glande pineale étoit grosse comme la moitié d'une féve : je levai le Sternum, les Poumons étoient en bon état ; le ventricule gauche du cœur renfermoit une espéce de Polype fort mol, car il se dissout en le maniant. J'ouvris le bas-ventre, le foye étoit fort gros ; la véficule du fiel étoit pleine d'une bile épaisse, foncée & presque noiratre.

OBSERVATION II.

LE nommé Saint Honoré, Soldat du Régiment de Bourgogne, âgé de vingt-un an, ayant désiré ardemment depuis long tems, d'aller au Pays, & le lui ayant fait esperer dès qu'on accorderoit le Congé à d'autres Soldats de sa Compagnie, il se trouva tout d'un coup frustré de ses esperances : on donna la permission d'aller au Pays à trois de ses Camarades, & on la lui réfusa. Dès lors il devint triste, mélancolique ; il maigrit à vûe d'œil ; il entra dans cet état à l'Hôpital Militaire de Perpignan le 5 Janvier 1750.

je le vis morne, à peine pouvois-je lui arracher une parole ; des petites faignées, des difcours confolans ; en un mot, quelque foin que j'eus pour combattre fa mélancolie, tout fut inutile ; le Malade tomba dans un affoupiffement où il refta trois jours, après lefquels il mourut le 11 Janvier mil fept cens cinquante, ou fix jours après fon entrée à l'Hôpital

Ouverture du Cadavre.

Après avoir levé le Crane, je vis d'abord les vaiffeaux qui paroiffent fous la dure-mere, fort gonflés & d'un bleu noiratre ; il y avoit dans le Sinus longitudinal un Polype long de cinq pouces, gros de deux lignes ; ce Polype alloit jufques dans le

B ij

Sinus lateral gauche ; il étoit dur, blanc, à l'extrêmité près qui étoit comme du fang grumelé. Je trouvai auſſi deux eſpèces de Polype dans les deux ventricules du cœur, qui étoient remplis en quelques endroits, de petits grumeaux de ſang Le bas-ventre étoit aſſez en bon état ; j'y remarquai la véſicule du fiel, pleine d'une bile d'un jaune foncé, tirant ſur la couleur de Marron clair ; elle étoit fort épaiſſe, ſemblable à la lie d'huile d'olive, & donnoit au linge une teinture preſque indélébile.

OBSERVATION III.

LE nommé la Violette, Soldat du Régiment de Bourgogne, âgé de dix-huit à vingt ans ; après avoir eſfuyé un devoyement pendant quinze jours, dont il fut guéri, entra à l'Hôpital Militaire de Perpignan le 29 Mars 1750, maigre & décharné, se plaignant qu'il touffoit beaucoup & qu'il ne dormoit pas. Je le fis faigner d'abord, & lui ordonnai demi once de Syrop de Pavot blanc le soir; deux jours après je remarquai qu'il étoit taciturne; qu'il ne répondoit qu'avec peine quand je le questionnois; qu'il avoit les bras un peu roides; qu'il se demenoit dans son lit, & qu'il s'agitoit par tout le corps. J'ordonnai une saignée du pied qu'on réitera le même jour. Le lendemain à ma visite du matin, je ne pûs jamais arracher un seul mot du Malade, en qui on voyoit la même roideur aux bras, comme le jour auparavant. Le jour suivant il étoit très-assoupi, les bras étoient plus roides qu'ils n'avoient été, mais la machoire ne l'étoit pas du tout; le pous étoit fort petit. Je prescrivis une potion cordiale émetisée & deux vésicatoires, un au sommet de la tête, & un autre à la nuque du col; tout cela fut inutile, le malade mourut le même jour 4 Avril 1750, c'est-à-dire, dans sept jours de tems.

Ouverture du Cadavre.

A l'ouverture de la tête, je trouvai les vaisseaux du Cerveau & du Cervelet extrêmement engorgez de sang, & noirs comme de l'encre, sur tout à la partie gauche. Je vis dans le Sinus droit de petits grumeaux de sang ; les ventricules du Cerveau étoient fort remplis d'eau, ensorte que dès-que je donnai un coup de Scalpel, l'eau jaillit à la hauteur d'environ quatre pouces. Je remarquai au ventricule droit du cœur, un Polype dur & compacte, épais au milieu, de quatre lignes ; les grosses branches de ce Polype enfiloient l'Artére Pulmonaire ; les fibres ou les racines étoient attachées aux Parois du ventricule du cœur.

OBSERVATION IV.

LE nommé Dauphin, Soldat du Régiment de Mailly, âgé de vingt ans, est entré à l'Hôpital Militaire de Perpignan le 5 Janvier 1751, pour un Rhume avec une toux violente & fiévre. Il fut saigné d'abord avec célerité, & on réitera la saignée jusqu'à huit fois dans trois jours; le syrop de Pavot blanc tous les soirs, les Bechiques & l'Hydromel pour boisson ordinaire, ne furent pas oubliez: par le sécours de ces Remedes le Malade fut guéri de son Rhume; il resta tranquille quatre jours, au bout desquels la fiévre le réprit avec langueur; il se plaignit d'un dégoût & d'une grande amertume de bouche, ce qui me détermina à lui faire prendre demi-dragme d'Hypecacuana; après ce remede la fiévre parut diminuer, mais je voyois toûjours le Malade morne, taciturne, couché dans son lit, quoique je l'exhortasse à se lever, & que je lui disse souvent qu'il n'avoit pas de mal.

Cet état

ANATOMIQUES. 17

Cet état rêveur du malade perſiſtoit toûjours, & augmenta même, enſorte qu'il ne faiſoit que parler de ſon Pays, ſans ſçavoir ce qu'il diſoit. Depuis que le Malade étoit dans cet état, le pous étoit petit, fréquent & comme tout tremblotant. Il ſe joignit un tremblement des mains & des bras; la tête ſe prit de plus en plus & le Malade mourut le 19 Janvier 1751, c'eſt-à-dire dans l'eſpace de quatre jours après ſa convaleſcence apparente.

Ouverture du Cadavre.

Je ſciai le Crane; je vis les Vaiſſeaux du Cerveau à la partie occipitale, fort gonflez & preſque noirâtres, qui laiſſoient voir juſqu'aux plus petits Vaisseaux capillaires. Je ne remarquai point aucun engorgement des Vaisseaux aux parties laterales. Il y avoit au Sinus longitudinal supérieur, un Polype qui s'étendoit jusqu'aux deux Sinus lateraux. J'examinai la poitrine ; la cavité droite étoit un peu remplie de sérosité ; il y avoit assés d'eau dans le Pericarde. Je trouvai deux petits Polypes aux Ventricules du Cœur. Je ne rémarquai rien de singulier dans tout le bas-ventre. La Vésicule du Fiel étoit entiérement vuide & flêtrie.

OBSERVATION V.

LE nommé Saint François, Soldat au Régiment de Mailly, âgé de vingt-deux ans, est entré à l'Hôpital Militaire de Perpignan le premier Avril 1751 pour un simple Rhume; il fut saigné d'abord en arrivant; il prit un Looch béchique & l'Hydromel ordinaire pour sa boisson. six jours après son entrée à l'Hôpital, je remarquai que le Malade étoit taciturne, qu'il ne disoit rien, qu'il étoit sans mouvement; qu'il avoit le pous petit & lent; il me dit qu'il ne pouvoit pas uriner qu'avec peine, & il y avoit même deux jours qu'il n'avoit pas uriné. Je prescrivis alors la décoction d'*Althæa* avec le Crystal mineral; le ventre étoit souple, le pous petit & si lent que l'on n'observoit nulle marque de fiévre. Le lendemain les bras dévinrent roides; le Malade parloit toûjours de son Pays, de son pere & de sa mere;

j'avois beau lui crier qu'il iroit au Pays quand il voudroit, & l'apeller par son nom, il ne répondoit jamais un seul mot ; il avoit les yeux ouverts qu'il rouloit d'un côté & d'autre, & il mourut dans cet état le 19 Avril 1751.

Ouverture du Cadavre.

A l'ouverture de la tête, je vis les Vaisseaux qui rampent sur le derriere du Cerveau, un peu gonflez & noirâtres, sur tout les Veines cervicales; les autres Vaisseaux étoient dans leur état naturel ; il y avoit un peu d'eau épanchée dans le troisiéme Ventricule du Cerveau. Les Poumons étoient un peu mollasses & dans leur couleur naturelle. Je ne rémarquai rien dans le cœur & dans le reste de la poitrine. Comme le Malade avoit eu quelque peine d'uriner deux jours avant la mort, j'examinai le bas-ventre, je trouvai tout l'Hypogastre gros, un peu élevé; ensorte que je crus qu'il y avoit de l'eau épanchée en-dedans. Je vis ensuite après avoir coupé le Péritoine, un sac applati où l'on voyoit une fluctuation sensible dès-qu'on le touchoit. Ce sac étoit presque comme une poire renversée, il avoit demi pied de long sur cinq pouces dans sa plus grande largeur, il s'étendoit depuis le Pubis jusqu'au nombril; ce n'étoit autre chose que la Vessie remplie d'urine. Il n'y avoit rien de singulier ni au col, ni dans la cavité de la Vessie. La Vésicule du fiel étoit remplie d'une bile d'un jaune foncé. Je ne vis rien d'extraordinaire dans le reste du bas-ventre.

OBSERVATION VI.

LE nommé la Fleur âgé de dix-huit ans, Soldat du Régiment de Mailly, est entré à l'Hôpital Militaire de Perpignan le 17 Juillet 1751 pour des Fiévres d'accès avec un dévoyement dont il fut guéri par une saignée, une demi-dragme d'*Hypecacuana* & quelques prises de Kina mêlé avec le *Diascordium*, le Cachou & le Corail. Quelques jours après que la fiévre fut fixée & le dévoyement, il est tombé dans un espéce d'assoupissement, il s'éveilloit

ANATOMIQUES.

pourtant quand on lui parloit. Je reconnus à son air triste, taciturne, qu'il avoit quelque chose dans l'esprit qui le travailloit ; je lui demandai s'il avoit quelque envie d'aller au Pays, il me répondit qu'il le souhaiteroit fort, je lui fis espérer qu'il y iroit, & je m'aperçus qu'il étoit fort consolé de ma réponse ; mais comme je ne fus nullement secondé par les gens de sa Compagnie ; la tête du Malade s'engagea de nouveau, ensorte qu'il rêvoit à tout moment ; de plus il avoit des tremblemens aux bras & aux mains, le pous étoit aussi tout tremblottant & convulsif ; le 12 Août à ma visite du matin, je le vis aux abbois, il ne faisoit que rever ; il eut trois ou quatre heures avant d'expirer, un craquement des dents qui fut suivi d'un assoupissement dans lequel il mourut le soir du 17 Août 1751.

Ouverture du Cadavre.

Je sciai le Crane, je vis du sang épanché entre le Cerveau & ses envelopes. Tous les Vaisseaux du Cerveau & du Cervelet étoient monstrueusement gorgez de sang, sur tout la partie laterale gauche. Je ne vis point d'eau dans tout le Cerveau. Au bas-ventre, je remarquai la Vésicule du fiel fort distenduë, pleine d'une bile verdâtre,

RESULTAT.

ANATOMIQUES.

RESULTAT.

IL résulte des Observations précedentes, que la Nostalgie ou la Maladie du Pays peut devenir mortelle ; que la cause connuë ou exterieure, est le désir excessif de rétourner en la Patrie ; que cette pensée continuelle de revoir son Pays cause des engorgemens au Cerveau, des tremblemens, des roideurs aux Membres. Observ. 1. 2. 3. 4. 5. 6. d'où suit la mort. Il paroit par ces Observations & par un grand nombre d'autres que j'ai fait, que je n'ai pas cru devoir raporter ; (car il auroit fallu presser les matiéres & les étrangler pour ainsi dire, pour leur donner une place dans un Ouvrage si resserré :) il paroît dis-je, que les Soldats, sur tout les jeunes gens, sont les plus sujets à cette Maladie qu'on lit en quelque sorte sur le visage des Malades; en effet, on ne sçauroit la méconnoître lorsqu'on voit un Homme triste, reveur, travaillé d'insomnie, d'ennui, de dégoût, souvent avec une fiévre lente; ou ce qui devient encore plus certain, c'est lorsque le Malade fait un aveu du désir extrême qu'il a de retourner en sa Patrie. Il résulte enfin, que puisque cette Maladie prend son principe dans les idées de l'esprit, il faut se tourner entièrement vers ce qui peut guérir l'imagination des Malades, en les envoyant sans délai; (car cette Maladie est guérissable au commencement,) respirer l'air natal; ce qui m'a réussi plusieurs fois, même lorsque des Malades paroissoient être hors de tout espoir.

Cerveau devenu compacte par l'ennuy & par la frayeur.

OBSERVATION I.

LE nommé Saint Loüis, Soldat du Régiment de Bourgogne, âgé de 19 ans, convaincu d'avoir donné des faux signalemens lorsqu'il s'enrolla, fut mis en prison à la Citadelle de Perpignan, & ménacé d'aller aux galeres; dès-lors il fut si frapé d'être envoyé aux galeres, qu'il en eut l'esprit égaré; il resta trois mois en prison; il disoit toûjours des choses disparates; on l'en tira à la fin, & on lui donna pour prison la Citadelle de Perpignan, où il étoit consigné. Trois jours enfuite ou le 17 Août 1750, il fut transporté à l'Hôpital Militaire de Perpignan ; je rémarquai que ce Soldat étoit tout effaré, il ne difoit rien & ne répondit jamais aux demandes que je lui fis ; il avoit les yeux convulfifs, fans mouvement & regardoit fixe ; le pous étoit petit, tout tremblotant. Après deux faignées du bras & une de la jugulaire & une potion cordiale émetifée, la tête du Malade fe dégagea, enforte que vingt-quatre heures après, le Malade qui étoit fans parole auparavant, devifoit avec fes Camarades & répondoit jufte quand on l'interrogeoit ; mais le jour enfuite au matin 15 Août, je vis de rechef ce Malade fans parole, avec un pous petit & convulsif, & plongé dans un assoupissement dans lequel il mourut le 20 Août 1750, le quatriéme jour après son entrée à l'Hôpital.

Ouverture du Cadavre.

J'ouvris le Cadavre, je fis scier le Crane le plus bas que l'on peut, & après l'avoir levé doucement, je vis les Vaisseaux qui rampent sur la dure-mere, un peu gonflez & noirâtres. Les Meninges étant levées, je remarquai le Cerveau qui paroissoit plus petit & moins mol qu'à l'ordinaire; le Cervelet avoit aussi un peu plus de consistance. Je ne vis aucune goute d'eau dans tout le Cerveau. Je n'observai rien de singulier dans la Poitrine, si ce n'est deux

Polypes dans les deux Ventricules du Cœur; ces deux Polypes étoient blanchâtres, durs & solides. Tout paroissoit en bon état dans le bas-ventre.

OBSERVATION II.

LE nommé va-de-bon-cœur, Soldat du Régiment de Lyonnois, âgé de vingt-quatre ans, étant fort chagrin de ce qu'on lui eut refusé son Congé absolu qu'on lui faisoit esperer depuis long tems, quoiqu'il eût même offert cinquante écus pour l'obtenir, entra peu de jours ensuite à l'Hôpital Militaire de Perpignan le 21 Août 1750. Il se plaignoit d'un grand mal de tête, je lui trouvai comme une fièvre lente.

Il fut saigné dans huit jours, cinq fois au bras & deux au pied. Il prit aussi quatre onces d'Huile d'Amendes douces avec deux onces de Manne. Il se plaignoit toûjours que la tête lui faisoit mal. Dix jours après qu'il fut entré à l'Hôpital, il tomba dans un grand assoupissement avec un Rale; il fut saigné à la jugulaire le matin, & il mourut le soir du même jour 1. Septembre 1750.

Ouverture du Cadavre.

J'ouvris le Cadavre, je levai le Crane; les Meninges étant ôtées, je vis les Vaisseaux du Cerveau fort gonflez de sang; le Cerveau étoit brun, presque de la couleur de Marron clair; il etoit dur & beaucoup plus compacte que dans l'état naturel. Le Cervelet paroiſſoit auſſi un peu plus ſolide que d'ordinaire. Nulle goute d'eau dans aucun endroit du Cerveau, ni du Cervelet. Les Poumons étoient dans l'état naturel. Je ne vis point d'eau dans le Pericarde ; je trouvai dans le Ventricule droit du cœur un Polype cylindrique, long de deux pouces ſur un pouce & demi de large. Ce Polype étoit blanc, mol, à peu-près de la conſiſtance d'une gêlée de pieds de mouton. Il n'y avoit rien dans le Ventricule gauche du cœur. J'ouvris auſſi le bas-ventre où je ne trouvai rien de particulier, ſi ce n'eſt la Véſicule du fiel qui étoit toute ridée & flêtrie, & entiérement vuide.

RESULTAT.

RESULTAT.

IL est évident par ces Observations, qu'une grande frayeur & un ennuy continuel peuvent troubler l'esprit, & causer la mort; que le cause connuë & primitive, est dans l'un de ces deux Malades la ménace d'aller aux Galeres, Observ. 1. Et dans l'autre le refus d'un Congé si désiré, Observ. 2. Que ces pensées tristes fortement imprimées dans l'ame, agissant continuellement, ont peu dessecher le Cerveau & le rendre moins mol. Il paroît enfin que le mal étant porté à un haut point, les Remedes doivent être inutiles, parce que la cause est toûjours subsistante, & qu'au commencement le Malade auroit pû se guérir lui-même

E

OBSERVATIONS *en faisant usage de sa Raison & de sa Réligion.*

Abscès du dehors de la tête, infiltré sur le Cerveau.

OBSERVATION I,

UN Soldat du Régiment Dragons Languedoc, reçut un coup de sabre au sommet de la tête, qui effleura seulement les tegumens sans alterer nullement les os du Crane; on traita cette playe simple à l'ordinaire, elle suppura, elle tendoit à cicatrice, le Blessé paroissoit guéri ; dans le tems de cette guérison apparente, le Malade tomba tout à coup dans un assoupissement dans lequel il mourut à l'Hôpital de Landrecy, en Septembre mil sept cens vingt-cinq.

Ouverture du Cadavre.

On examina d'abord la Playe, & on y trouva un petit trou qui pénetroit jusques dans le Cerveau, & où à peine peut-on introduire une soye de porc. On scia ensuite le Crane auquel on ne rémarqua ni enfonçure, ni fente, ni fracture, ni esquille; on observa seulement du pus entre le Crane & la Dure-Mere.

OBSERVATION II.

LE nommé la Violetre, Soldat du Régiment de Tallard, entra à l'Hôpital Militaire de Perpignan le 4 de Juin 1730, pour un *Talpa* ou *Topinaria* gros comme un œuf d'Oye qu'il avoit au sommet de la tête. On ouvrit cette Tumeur; on trouva l'os pariétal carié, on pansa la Playe selon les Régles de l'Art; au second Panfement on vit fortir du Cerveau par réprifes & comme par jets qui s'élevoient à la hauteur de trois pouces, une matiere blanchâtre, fort liquide. Cette matiere fuivoit le battement de la Dure-Mere; c'eft-à-dire, qu'à mefure que la Dure-Mere fe mouvoit, elle jailliffoit en dehors. Enfin, on leva les efquilles de l'os carié, la Playe venoit à cicatrice & fe préfentoit au mieux; le moins qu'on y penfoit la tête s'engagea; il furvint un dévoyement qui enleva le Malade dans deux fois vingt-quatre heures, le vingt Juin mil sept cens trente.

Ouverture du Cadavre.

A l'ouverture de la tête, on rémarqua du pus répandu sur le Cerveau. Toutes les parties de la Poitrine & du bas-ventre furent trouvées en bon état.

RESULTAT.

IL est certain par ces Observations, que des coups & des excrescences à la tête, sont très-dangereuses; que ces causes extérieures avoient communication au Cerveau, l'une sur tout par un petit trou caché, Observ. 1. qui étoit probablement rempli par quelque Vaisseau, lequel étant rongé par *le pus, avoit ouvert un chemin dans le Cerveau.* Il résulte qu'aux moindres soupçons d'infiltration de pus dans la cavité du Cerveau, il faut se hâter d'en venir au trépan; c'est ce que j'aurois fait, si j'eusse pû penser qu'un Abscès du dehors de la tête se fût infiltré en dedans du Crane, d'une manière si singuliére, Observ. 1. ainsi que l'ouverture du Cadavre l'a fait voir.

Hydropisie du Cerveau.

OBSERVATION I.

LE nommé Thomas Schaizinguer Suisse, entra à l'Hôpital Militaire de Perpignan en Décembre 1736. Il se plaignoit d'un grand mal de tête qu'il avoit sans discontinuer, depuis trois mois, & qui lui faisoit jetter de hauts cris nuit & jour. Il étoit extrêmement pâle du visage, & il avoit le pous petit, un peu fréquent & comme convulsif. Saignées du bras, du pied, de la jugulaire, Vésicatoires, Narcotiques, demi-bains, tout cela fut inutile; le Malade s'affoiblit insensiblement, & mourut le six Janvier mil sept cens trente-sept; c'est-à-dire, environ un mois après son entrée à l'Hôpital.

Ouverture du Cadavre.

Après avoir scié le Crane, je vis les Vaisseaux du Cerveau qui étoient un peu gonflez de sang; mais ce que je trouvai de plus remarquable, ce furent les deux Ventricules du Cerveau extrêmement remplis d'une eau jaunâtre fort liquide.

OBSERVATION II.

LE nommé La Fleur, Soldat du Régiment de Cambresis, âgé de vingt-cinq ans, fut envoyé de la Garnison du Mont-Loüis à prendre les Bains d'Arles en Roussillon où la fiévre le prit ; de là il fut transporté à l'Hôpital Militaire de Perpignan le 29 Juin 1750. Le Malade avoit la tête prise, & dans les bons intervalles qu'il avoit, il se plaignoit que la tête lui faisoit beaucoup de mal. Il portoit toûjours sa main au front du côté droit ; le pous étoit petit, fréquent & comme tout remblotant,
&le

& le visage & tout le corps extrêmement pales. Plusieurs saignées du bras & du pied furent faites sans aucun succès. La tête devint plus engagée que jamais, car le Malade ne connoissoit personne. Je le fis saigner deux fois de la jugulaire dans l'espace de quatre heures. Après la seconde saignée de la jugulaire, le Malade se réconnut, il répondit juste aux demandes que je lui fis; mais il se plaignoit toûjours d'un gros mal de tête. La tête s'engagea de rechef, je le fis resaigner de la jugulaire; je fis appliquer des Vésicatoires, le Malade parut avoir de meilleurs intervalles, & la tête parut aussi moins engagée; il crioit toûjours de son mal de tête. Ce calme apparent ne fut pas de longue durée, la tête s'engagea de rechef, le pous devint plus petit, & le Malade mourut en tatonant avec ses mains la couverture de son lit, le 2. Juillet 1750.

Ouverture du Cadavre.

A l'ouverture du Crane, je remarquai les Vaisseaux du Cerveau fort gonflez & noirs comme de l'Encre. Je ne trouvai rien de singulier aux deux Ventricules superieurs du Cerveau; mais à peine eus-je ouvert le troisiéme Ventricule du Cerveau qu'il en jaillit un jet d'eau claire-jaunâtre dont ce Ventricule étoit tout rempli. Je tirai du Sinus lateral droit un Polype qui en occupoit tout le dedans. Je n'observai rien d'extraordinaire dans le reste du Cerveau & du

Cervelet, ni dans la Poitrine, ni dans le bas-ventre, aux inteſtins près qui étoient extrêmement bourſouflez.

OBSERVATION III.

LE nommé la Marche, Soldat du Régiment de Mailly, âgé de 23 ans, eſt entré à l'Hôpital Militaire de Perpignan le premier Mars 1751. après avoir reſté plus d'un mois malade à la chambre, ſe plaignant d'une douleur de tête continuelle, qui a augmenté du depuis qu'il eſt entré audit Hôpital. Il fut ſaigné trois fois du bras & tout autant du pied; le Malade ſe plaignoit toûjours d'un mal de tête au front où il mettoit ſouvent la main. On lui appliqua des Véſicatoires à la nuque du col & aux deux bras. Il devint taciturne, en-forte qu'il ne répondoit jamais rien quand on le queſtionnoit ; mais il regardoit fixe quand on l'apelloit par ſon nom, le pous étoit toûjours très-petit & fréquent. On apliqua de rechef deux Véſicatoires aux deux gras des jambes, mais ſans aucun ſuccès, car le Malade mourut au bout de treize jours après ſon entrée à l'Hôpital, le 14. Mars 1751,

Ouverture du Cadavre.

Après avoir levé le Crane & détaché enſemble la Dure & la Pie-Mere, je vis les Vaiſſeaux du Cerveau fort gonflez, ils n'étoient pas fort rouges. On voyoit à travers la Pellucidité des Vaiſſeaux comme de petits globules d'eau que je faisois circuler d'un Vaisseau à l'autre lorsque je les pressois avec le doigt. Il n'y avoit rien dans le Sinus du Cerveau, ni aux Ventricules supérieurs; mais à peine eus-je ouvert les Ventricules inférieurs, qu'il en sortit quantité d'eau un peu jaunâtre. J'examinai l'endroit qui est contigu aux nerfs optiques, & j'y vis comme un grumeau de sang mêlé de blanc & de jaune.

RESULTAT.

IL résulte de ces Observations, que le mal de tête, sur tout lorsqu'il est continuel & violent, qu'il ne cede à aucun remede, joint à une extrême pâleur du visage, peuvent être souvent une marque d'une Hydropisie du

Cerveau ; *il paroît que les remedes sont inutiles lorsqu'elle est formée, & qu'au commencement on auroit pû la prévenir, en faisant une diversion ailleurs par des Vésicatoires, des Cauteres, des Dieuretiques & d'autres Remedes.*

Ecailles osseuses, formées au Cerveau.

OBSERVATION.

LE nommé Saint Etienne, Soldat au Régiment de Bourgogne, âgé de 25 ans, sourd depuis près de deux mois, peu de tems après avoir été à l'Hôpital Militaire de Perpignan, pour un Rhume dont il parut guéri, entra une deuxiéme fois audit Hôpital de 11. Juillet 1750. se plaignant d'un grand mal de tête avec fiévre ; il fut d'abord faigné, le lendemain à ma visite du matin, il me dit que la tête lui faifoit un mal incroyable; je trouvai le pous dur, plein & fréquent, je le fis faigner quatre fois du bras & une du pied, en vingt-quatre heures. Le mal de tête augmentoit toûjours, j'infiftois toûjours à la faignée, néanmoins la tête du Malade parut s'engager, car il me répondoit par boutades aux demandes que je lui faifois. Je le queftionnois s'il avoit quelque chagrin & quelque envie d'aller au Pays, qu'il y iroit fûrement dès qu'il feroit guéri, il me répondit qu'il n'avoit nul chagrin & nulle envie de voir fa Patrie, & qu'il n'avoit que la tête qui lui faifoit beaucoup de mal. Je le fis faigner encore du pied & de la jugulaire, & après dix saignées du bras, du pied & de la jugulaire, on le leva pour faire son lit & une heure ensuite on vit qu'il radotoit, & il mourut tout d'un coup en marmotant quelques paroles le 18 Juillet 1750. huit jours après son entrée à l'Hôpital.

Ouverture du Cadavre.

Le crane ayant été scié avec dexterité, je trouvai les vaisseaux qui rampent sur la dure-mere & sur la substance corticale du Cerveau fort gorgés d'un sang noirâtre. Je remarquai avec surprise sur la substance corticale presque à la partie supérieure des deux lobés du cerveau, deux tâches blanches *A Planche* 1. dans leur grandeur naturelle,

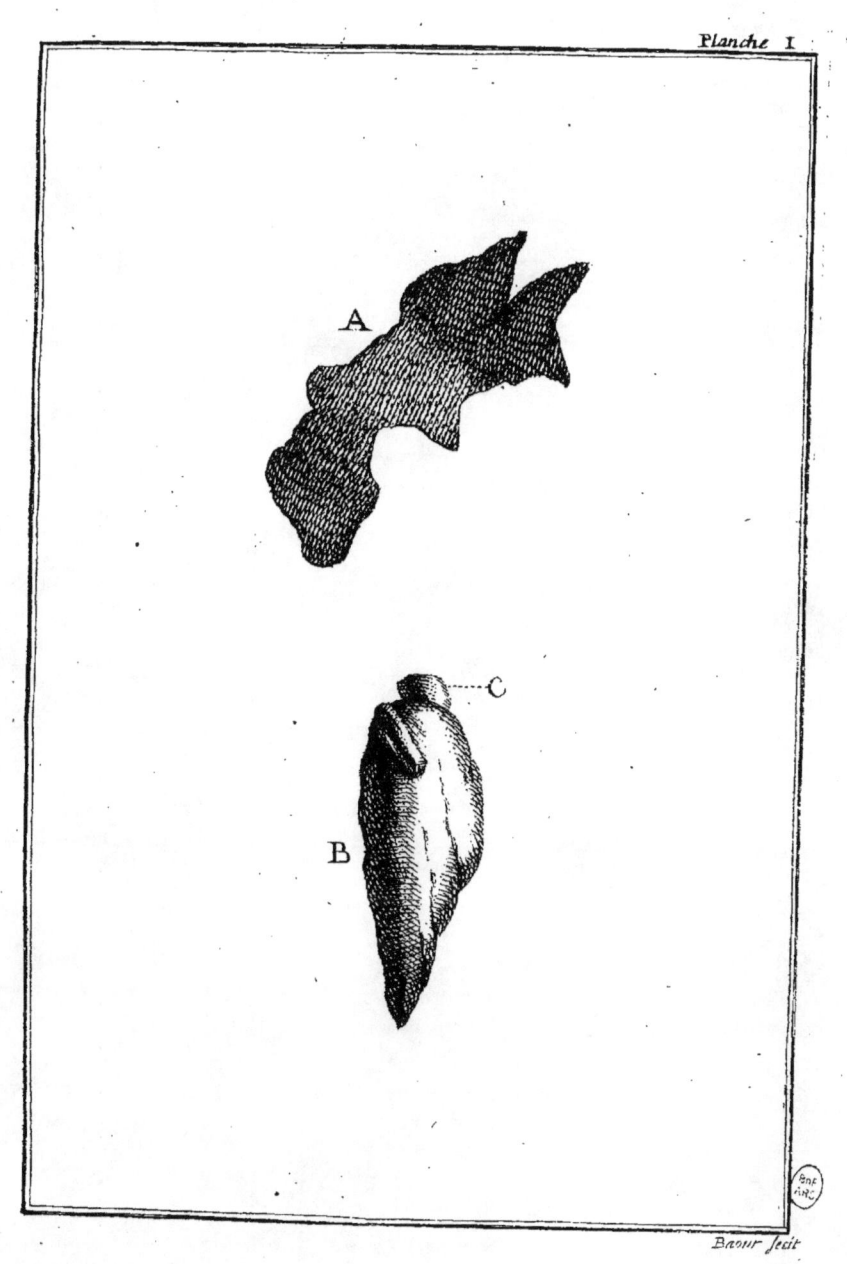

Planche I.

Baour fecit

turelle, une à droite & l'autre à gauche. Chaque tache étoit comme une maniére d'E'caille osseuse, à peu près de la consistance de l'écaille des gros Poissons; elles étoient adherantes toutes les deux au Cerveau; le Sinus longitudinal supérieur étoit plein d'un caillot de sang assès ferme qui en remplissoit tout le dedans. La Poitrine & le bas-ventre que j'ouvris ensuite, étoient en bon état, excepté le Lobe droit du Poumon, qui étoit collé à la Plevre.

Je n'ai observé qu'une fois le Fait que je viens de raporter.

RESULTAT.

J'Infére de cette Observation, que lorsqu'un mal de tête est continuel, qu'il est opiniâtre, qu'il devient insuportable de plus en plus, que rien ne foulage, qu'on peut foupçonner alors quelque corps étranger dans le Cerveau, quelquefois des E'cailles offeufes. Il est évident qu'une telle Maladie eft fans reffource, puifqu'on ne fçauroit ôter une caufe auffi cachée & auffi extraordinaire que celle-là.

Inflammation du Cerveau, caufée pour avoir mangé des feüilles de Stramonium, *des Racines & des Semences de* Jufquiame.

OBSERVATION I.

LE nommé De Laurier, Soldat au Régiment de Berry, ayant mangé en potage des feüilles de *Stramo-*

nium ordinaire, apellé par Gaspard Bauhin dans son Pinax *Solanum fœtidum Pomo spinoso, oblongo*, qui ne faisoit que pousser & qu'il avoit pris pour une herbe potagére; quelques heures après il eut l'esprit égaré & tomba dans telle fureur, qu'on fut obligé de l'attacher; on le transporta dans cet état à l'Hôpital Militaire de Perpignan, il faisoit des efforts pour vomir, il avoit le pous presque éteint; on rémarquoit une sueur froide par tout le corps, & il mourut dans l'assoupissement & dans des convulsions le 12 may 1727. ce ne fut que par ses Camarades qu'on aprit, mais trop tard, la cause de sa mort.

OBSERVATIONS

Ouverture du Cadavre.

Je fis fcier le Crane, après l'avoir levé doucement, je vis les Vaiffeaux du Cerveau dans les circonvolutions de la fubftance corticale, fort diftendus & gorgez de fang noirâtre. Les Sinus contenoient prefque dans toute leur étendûë, de grumeaux de fang affès fermes qui étoient de la même couleur.

OBSERVATION II.

LE nommé La Sonde, Soldat au Régiment Royal Artillerie, jeune & Vigoureux, ayant pris de la graine de *Jufquiame* ou *Hannebane* pour fe rendre fou pendant quelque tems &

se procurer par-là son Congé absolu, à ce qu'on m'a assûré, tomba dans un espéce d'égarement d'esprit, dans cet état on le conduisit à l'Hôpital Militaire de Perpignan ; le Malade devint si furieux, que je crus devoir le faire attacher, & le faire garder à vûë, de peur qu'il ne se précipitât du haut en bas de quelque fenêtre. Il avoit la machoire fort roide, il écumoit & il avoit sur tout une horreur pour toute sorte de liquides, de même que s'il avoit été mordu par un chien enragé ; enfin il eut des mouvemens convulsifs très-violens, & il mourut dans cet état le 14. Mars 1730.

Ouverture du Cadavre.

La mort de ce Malade donna lieu

d'en chercher la cause dans l'ouverture de la tête. Je vis les Vaisseaux de la Dure & de la Pie-Mere qui étoient très-gonflez & noirs presque comme de l'Encre. Les plus petits Vaisseaux qui serpentent dans les deux Lobes du Cerveau étoient fort gros, tant ils étoient devenus sensibles par leur dilatation. J'ouvris aussi l'Estomach, j'y rémarquai quelques taches rouges tirant sur le livide.

OBSERVATION III.

TRois Hommes âgez d'environ 30 à 40 ans bien constituez, & un petit Garçon ayant mangé en 1735. à soupé, des Racines de *Jusquiame* frites qu'ils avoient fait bouillir auparavant dans de l'eau, croyant que c'étoient

ANATOMIQUES.

de Panais ; la même nuit ils tomberent dans une espéce de folie ou de fureur qui dura deux jours, après lesquels ils resterent comme hebétez. Un d'entr'eux ratrapa insensiblement son état primitif après avoir bien vomi. Le petit Garçon qui avoit mangé les restes de ces Racines frites, & qui apparemment en avoit mangé peu, eut aussi pendant la nuit quelques petites angoisses & de nausées, & il en fut quitte pour se faire vomir avec de l'eau tiéde. Le second se tira d'affaires par le vomissement procuré par l'Huile d'Olive ; mais il eut de tems en tems, pendant plusieurs mois, des absences d'esprit. Enfin le troisiéme de ces Paysans est mort au bout de quelque tems, après avoir traîné dans un état d'imbécillité vers la fin de 1735.

OBSERVATIONS

Ouverture du Cadavre.

On a trouvé à l'ouverture du Cadavre, le Cerveau engorgé presque par tout, de sang noirâtre dont tous les Vaisseaux étoient pleins. J'observai aussi dans la cavité de l'Estomach quelques taches foncées, de la grosseur d'un pois & d'une féve.

RESULTAT.

Il suit de ces *Observations*, de nouvelles preuves qui confirment que le Stramonium & la Jusquiame *pris interieurement, sont un poison à l'homme. Il est certain que ces Plantes agissent sur l'Estomach,* Observ. 1. 2. *mais elles attaquent principalement le Cerveau & les Nerfs* les Nerfs puisqu'elles troublent l'esprit & causent des convulsions, Observ. 1. 2. 3. Il est évident que les accidents que produisent ces poisons sont plus ou moins violents, plus ou moins lents, selon la quantité qu'on en a pris. Enfin le principal Remede que l'expérience m'a apris contre ces Plantes vénimeuses, est de faire vomir coup sur coup sans differer, avec de l'eau tiéde, de l'Huile d'Olive prises largement, Observ. 3. même avec l'Hypecacuanha, ce qui m'a réussi quelquefois ; mais ces Remedes sont sans effet, si on y a récours trop tard, car les Malades périssent presque toûjours. C'est ainsi que dans les malheurs des uns, l'experience nous fait des leçons salutaires pour les autres ; on doit donc écarter l'usage intérieur du Stramonium & de la Jusquiame.

Commotion de Cerveau, causée par un coup de bâton à l'œil, & par une chûte.

OBSERVATION I.

LE nommé Beau-Lieu, Soldat du Régiment de Lyonnois, âgé de 25. ans, d'une constitution robuste, ayant reçû avec le bout d'un bâton (en faisant à l'assaut,) un grand coup à la queuë de l'œil droit ; il fut d'abord se coucher sur le lit, se plaignant d'une grande douleur dans l'intérieur de l'œil, on le saigna une fois du bras au Quartier, deux jours ensuite il fut transporté à l'Hôpital Militaire de Perpignan, il avoit la tête prise, il rêvassoit à tout moment,

L'œil droit où le coup avoit porté, étoit larmoyant, la conjonctive étoit rouge, il ne paroissoit rien à l'œil gauche, ni en dehors de la tête, le pous étoit petit, fréquent, convulsif & comme tout tremblotant. Je le fis saigner d'abord copieusement du bras, ensuite du pied & de la jugulaire; mais malgré onze grandes saignées faites en deux fois vingt-quatre heures, la tête du Malade devint engagée, ensorte qu'il ne connoissoit personne, & ne répondoit nullement aux demandes que je lui faisois; il avoit par fois des mouvemens convulsifs aux jambes & aux pieds, & aux extrémitez supérieures, & des sueurs aux bras. Il mourut dans cet état le 28. Juillet 1750. quatre jours après son entrée à l'Hôpital.

Ouverture du Cadavre.

On scia le Crane; après avoir levé doucement la calotte, je remarquai les Vaisseaux de la Dure-Mere extrémement gorgez de sang & presque noirâtres. Les Vaisseaux qui rampent sur la substance corticale du Cerveau n'étoient nullement gonflez, ils paroissoient au contraire dans l'état naturel. L'origine des Nerfs optiques étoit un peu rougeâtre couleur de rose. Je ne trouvai rien plus dans le globe de l'œil que je dissequai avec attention, ni dans le reste du Cerveau.

OBSERVATION II.

LE nommé Saint Jean, Soldat au Régiment de Lyonnois, âgé de vingt ans, s'étant levé du lit tout aſſoupi, une heure après minuit le 6. Juillet 1750. tomba du ſecond étage des Cazernes, de la hauteur de 40. pieds ſur un pavé de pierre; on le tranſporta d'abord à l'Hôpital Militaire de Perpignan, étant aſſoupi & fort oppreſſé, ſe plaignant néanmoins d'une douleur à la cuiſſe, où il portoit toûjours ſa main, & diſant auſſi qu'il ne pouvoit pas uriner. Le Malade étoit froid & il avoit le pous ſi petit que le Chirurgien qui étoit de garde à l'Hôpital, crut qu'il n'étoit pas poſſible de le ſaigner. L'aſſoupiſſement augmenta à tout moment, & le Malade mourut dans moins de quatre heures.

Ouverture du Cadavre.

Ayant apris à ma visite du matin, cet accident si facheux, je fis ouvrir le Cadavre. Ayant levé le Crane, je ne vis dans le Cerveau que les Vaisseaux de la Dure-Mere un peu gonflez & un très-petit grumeau de sang dans le Sinus longitudinal supérieur; mais nul épanchement de sang dans le Cerveau, point de fracture, point d'enfonçure au Crane, seulement une legere contusion sur le Parietal droit. On examina la Poitrine; les Vaisseaux des Poumons étoient un peu gorgez de sang, & la cinquiéme des vrayes côtes du côté droit cassée. Dans le bas-ventre, les Intestins étoient extrémement boursoufflez; la partie du Peritoine qui regarde la region de la Vessie étoit fort échimosée, plus il y avoit du sang épanché dans l'Hypogastre; enfin le Fémur droit étoit fracturé en cinq endroits du côté du grand & du petit Trocanter.

RESULTAT.

IL est certain par ces Observations, que la seule commotion ou ébranlement du Cerveau sans fracture, sans ruption des Vaisseaux, sans épanchement de sang, peut causer des mouvemens convulsifs Observ. 1. Un assoupissement Observ. 2. & la mort. Il paroît que, dans ces sortes de cas, il n'y a point de meilleur parti à prendre que de faire sur le champ des saignées copieuses & brusquement réiterées, prodiguer la saignée, pour ainsi dire, (après avoir relevé le pous du Malade par des Cordiaux & des Remedes spiritueux, suposé qu'il soit affaissé) afin d'écarter s'il est possible, les suites d'un mal qui est ordinairement funeste quand il est porté à un haut point.

Epilepsie.

OBSERVATION I.

Frere François Ratié Cordelier, âgé de cinquante ans, pâle & tout bouffi du visage, lourd, pesant dans sa démarche, grand beuveur de Vin

& preneur

& preneur de Tabac, étoit sujet depuis plus de dix ans, à des attaques d'Epilepsie. Ces Paroxismes épileptiques le prenoient ordinairement une fois le mois ; ils étoient précedez d'une lassitude dans tous les membres, & d'un gros mal de tête, dès-lors il avoit coûtume de dire qu'il ne se trouvoit pas bien ; il se retiroit dans sa chambre ou ailleurs, & dans demi-heure l'accès d'Epilepsie le prenoit. Pendant le Paroxisme il écumoit, il avoit la machoire roide, de même que les bras, les mains & les autres parties du corps. Le 6. Juillet 1752. ayant mangé beaucoup de limaçons de jardin, à soupé, il se trouva d'abord mal fait, disoit-il ; il se retira dans sa Chambre, où l'on le trouva mort le lendemain matin 7 Juillet, étant roide de tout le corps, selon toutes les apparences possibles, d'une attaque d'Epilepsie à laquelle il succomba.

Ouverture du Cadavre.

Après avoir scié le Crane, je vis d'abord à travers la Dure & la Pie-Mere, les Vaisseaux du Cerveau fort gros & presque noirs. Ayant détaché les deux Meninges, je rémarquai encore mieux ces mêmes Vaisseaux qui étoient engorgez à droite & à gauche, & je faisois aller çà & là avec le doigt, le sang contenu dans leur cavité. Le sang paroissoit fluide comme de l'eau. Il n'y avoit rien dans les Sinus, ni dans les Ventricules du Cerveau. La glande pinéale étoit de la grosseur d'un petit pois ; elle parut un peu dure. Le Cervelet étoit aussi fort engorgé à droite & à gauche; la couleur étoit un peu olivâtre tirant sur le jaune. Le Crane me parut étroit eu égard au volume du Cerveau. Je ne trouvai rien autre dans tout le Cerveau, après l'avoir bien épeluché & examiné à fonds.

OBSERVATION II.

LE nommé Corbera, Soldat du Régiment Royal-Roussillon, âgé d'environ 25. ans, l'ayant fait enyvrer à dessein de l'engager, & l'ayant mis ensuite en prison, où il s'étoit beaucoup chagriné, (car on le voyoit pleurer continuellement,) de ce qu'on l'avoit engagé par force, est entré à l'Hôpital Militaire de Perpignan le 10

Octobre 1752. attaqué d'une fiévre tierce intermittente avec un Rhûme. Il fut saigné d'abord deux fois, & purgé ensuite avec deux onces Manne & l'Huile d'Amendes douces; il prit aussi le soir un peu de syrop de Pavot blanc, & les trois jours suivans trois dragmes de *Kina* par jour, au moyen dequoi la fiévre disparut. Mais m'étant apperçû que le Malade avoit le visage un peu bouffi & les pieds adémateux, je lui ordonnai l'eau de Rhubarbe pour sa boisson ordinaire. Dix-huit jours après son entrée à l'Hôpital, le Malade parut morne, taciturne & comme hebété. Dans cet état, il eut une attaque d'Epilepsie; ayant les dents serrées, écumant beaucoup, ayant cependant les membres souples. Deux fois vingt-quatre heures après, le Malade eut à la même heure, une seconde attaque d'Epilepsie semblable à la première ; il fut saigné coup sur coup & purgé avec l'émetique ; on lui appliqua trois Vésicatoires ; tous ces secours furent inutiles, le Malade mourut dans vingt-quatre heures, le premier Novembre 1752. après-midi, ayant les dents serrées, écumant une écume fort épaisse & gluante.

Ouverture du Cadavre.

Je sciai le Crane ; après l'avoir levé doucement, je détachai ensemble la Dure & la Pie-Mere ; je vis les Vaisseaux qui rampent sur la substance corticale du Cerveau presque dans l'état naturel. Je coupai par feüillets la substance Médullaire du Cerveau, & j'observai beaucoup de points rouges. Le *Laxis Choroïde* & le Cervelet n'offroient rien de singulier. Je ne rémarquai que quelques gouttes d'eau dans le Ventricule supérieur du Cerveau; en un mot, le Cerveau que j'epéluchai attentivement, me parut être dans l'état naturel. Je n'ouvris point la Poitrine ni le bas-ventre.

RESULTAT.

IL résulte des précedentes Ouvertures de Cadavres, que la cause de l'Epilepsie est diverse ; qu'elle est tantôt la serosité de sang retenuë dans les *Vaisseaux du Cerveau*, Observation 1. tantôt un chagrin continuel accablant, Observ. 2. Il suit du *Narré historique* de l'Obſervation 1. qu'on peut ſoupçonner la ſéroſité du ſang retenuë dans les Vaiſſeaux du Cerveau, par la pâleur, la bouffiſſeure du viſage & de tout le corps, & par le mal de tête opiniâtre. Le ſimple avû du Malade, ou des perſonnes qui ſont auprès de lui, du fort chagrin dont il a été accablé pendant long tems, fait voir une autre cauſe d'Epilepſie, Obſerv. 2. On auroit probablement découvert d'autres cauſes de l'Epilepſie, ſi on avoit eu occaſion de faire pluſieurs ouvertures de Cadavres Epileptiques ; car c'eſt ſur une ſuite de ſemblables Obſervations qu'il faut fonder la véritable méthode de traiter l'Epilepſie ; méthode qu'on doit varier ſelon les differentes cauſes qui la produiſent : or de là il s'enſuit qu'il ne ſçauroit y avoir de Spécifique universel pour cette fâcheuse Maladie, & qu'il n'y a que les Remedes qui sont propres à combattre telle ou telle espece de cause d'Epilesie qui méritent le nom d'Anti-Epileptiques; ainsi par exemple, les Remedes qui rapellent les Menstruës retenuës, les Hémorrhoïdes supprimées; qui tuent les Vers; qui facilitent la sortie des Dents; qui détruisent le virus vérolique; qui remettent la sérosité du sang dans sa circulation naturelle; qui calment les passions de l'ame; qui guérissent le accidents hystériques; qui éteignent une fiévre intermittente; qui ouvrent une issuë à un abscès; qui corrigent l'acreté de la Lymphe, & (tous maux réconnus quelque-fois pour autant de causes d'Epilepsie;) dès-lors les Remedes qui détruisent ces diverses causes, deviennent des vrais Anti-Epileptiques.

SECTION II.
DES OBSERVATIONS
FAITES A LA POITRINE.

Adhérance du Pericarde au Cœur.

OBSERVATION I.

LE nommé Saint Pierre, Sergent des Invalides du Château de Salses, âgé de 50 ans, d'une constitution forte & vigoureuse, chagrin d'avoir été envoyé de la Provence où il étoit en garnison, (& où il se plaisoit fort,) au Château de Salses en Roussillon, entra à l'Hôpital Militaire de Perpignan, le premier Septembre 1751, difant qu'il avoit des fiévres d'accès. Quelques jours enfuite, il fe plaignit d'une oppreffion de poitrine, d'une toux violente & comme convulfive, fans rien cracher, & qui ne lui laiffoit prefque plus de repos. Le pous étoit petit & fréquent. Il fut faigné plufieurs fois en peu de jours. Il ufoit de Béchiques & du Syrop de Pavot blanc tous les foirs. Le 21. Octobre, le cours de ventre lui furvint, on lui prefcrivit le *Diafcordium* trois fois par jour, & l'on avoit foin d'ajouter à la prife du foir demi grain de *Laudanum*. Le 24. Octobre le Malade fe plaignit qu'il avoit comme un poids qui le preffoit au milieu du *Sternum* & qui lui ôtoit la refpiration. On effaya quelques prifes de *Benjoin* en poudre &

de légeres saignées ; mais la pésanteur que le Malade sentoit continuellement sur le *Sternum* alloit en augmentant, ensorte qu'il se débrailloit à tout moment & découvroit sa Poitrine. Il étoit toûjours couché sur le dos ; les pieds étoient un peu œdémateux ; enfin il eut des angoisses continuelles pendant lesquelles il se demenoit & jettoit la couverture de son lit comme si cela l'étouffoit ; le pous alors étoit à peine sensible, il perdit la parole ; les extrémitez devinrent froides ; il eut le Rale pendant près de vingt-quatre heures, au bout desquelles il mourut le 3 Novembre 1751 à l'entrée de la nuit. Un cas si singulier donna lieu d'en chercher la cause dans l'ouverture du Cadavre.

OBSERVATIONS

Ouverture du Cadavre.

Après avoir levé le *Sternum*, je vis avec surprise, le Pericarde adhérant par tout au cœur, ensorte qu'il fallut le déchirer pour pouvoir examiner le dehors du cœur, encore on ne le vit qu'imparfaitement, tant le Pericarde étoit fortement collé à ce viscere; le dedans du cœur n'offrit rien de particulier. les Poumons étoient livides. Il n'y avoit nul épanchement d'eau dans la Poitrine. Le bas-ventre étoit en bon état.

Je n'ai observé qu'une fois le fait que je viens de raporter.

RESULTAT.

IL paroît par cette Observation que les signes d'une adhérance du Péricarde au Cœur sont un poids que le Malade sent sur le Sternum, qui le presse, qui lui donne des Angoisses, qui lui ôte la respiration, qui l'étouffe. Il semble que cette adhérance s'est formée en peu de tems dans le Malade qui fait le sujet de cette observation, attendu que deux mois avant sa mort il n'avoit nulle peine à respirer, nulle angoisse, nulle pésanteur sur le devant du Sternum; ce dont il se plaignoit pourtant peu de tems après son entrée à l'Hôpital. Ne pourroit-on pas conjecturer que la cause cachée ou primitive de cette adhérance du Péricarde au Cœur, avoit été le fort chagrin que causa au Malade le déplacement subit & inopiné de la Garnison de Provence où il se plaisoit infiniment, pour le mettre au Château de Salses en Roussillon? Enfin quoique l'adhérance du Péricarde au Cœur semble une Maladie incurable, je ne crois pourtant pas qu'il faille abandonner les Malades à leur malheureuse destinée, & ne pas tenter toutes sortes de moyens pour surmonter ou pour diminuer ce mal. Les Rémedes qui m'ont réussi dans le Polype du Cœur, paroissent convenir dans cette Maladie.

Hydropifie du Pericarde.

OBSERVATION I.

LE nommé Saint Antoine, Soldat au Régiment de Bourgogne, âgé d'environ 28 ans, après avoir gardé à la chambre pendant cinq jours, un dévoyement, il se trouva fort oppressé; dès-lors il fut transporté sur une chaise à bras à l'Hôpital Militaire de Perpignan le 12 Janvier 1750. Je remarquai qu'il étoit tout bouffi du visage, sur tout les paupieres des yeux étoient extrémement boursouflées. Le cercle des paupieres paroissoit d'une couleur plombée, il avoit les yeux enfoncez, le visage fort pâle, le ventre un peu gros, la respiration gênée, le pous petit & fréquent. Le Malade étoit couché tantôt sur un côté, tantôt sur un autre. Je commençai d'abord par la saignée, que je repetai jusqu'à deux fois ; j'ordonnai de plus l'eau de Rhubarbe pour boisson ordinaire Huit jours après le Malade se trouva un peu mieux ; en effet il n'étoit pas si bouffi, ni le ventre si gros ; mais le dévoyement qui avoit cessé pendant près d'un mois, réparut & obligeoit le Malade d'aller dix à douze fois à la selle par jour ; ce cours de ventre empira toûjours malgré l'usage du *Diascordium* & des absorbans, & se termina par la mort, qui fut précedée huit jours auparavant, d'une si grande difficulté de respirer, que le Malade faisoit de grands efforts pour pouvoir

s'en aller,

s'en aller, & il mourut dans cet état le 3 Février 1750. sans aucune enflure des pieds ni des mains.

Ouverture du Cadavre.

Après avoir levé le *Sternum*, je vis d'abord le Pericarde fort gros, où l'on appercevoit à travers sa transparence un mouvement de fluctuation dès-qu'on le touchoit tant soit peu; il étoit plein d'environ une livre d'eau assès claire. Le Cœur étoit petit & flétri, il n'y avoit nul épanchement d'eau dans la Poitrine ni dans le bas-ventre; tout paroissoit en bon état, à l'Epiploon près qui manquoit entiérement.

OBSERVATION II.

LE nommé du Moulin, Soldat au Régiment de Mailly, âgé d'environ 25 ans, est entré à l'Hôpital Militaire de Perpignan le 18 Octobre 1750 attaqué d'une fiévre double-tierce dont il fut guéri avec deux saignées, une purgation émetisée & le *Kina*. Quinze jours après m'étant apperçû que le Malade commençoit à enfler par le corps, j'ordonnai demi dragme de Térébenthine en *bolus* par jour, que je poussai jusqu'à une dragme, & l'eau de Rhubarbe pour boisson ordinaire. Le 4 Décembre ou trois semaines après le commencement de son enflure, il prit au Malade sur le soir, une suffocation si grande qu'il étoit obligé d'être assis sur son lit, & de sortir la langue hors la bouche pour pouvoir respirer. Il fut saigné sur le champ & il fut soulagé. La même suffocation le reprit trois jours après la premiere attaque. Enfin le cours de ventre survint qui dura quatre jours, & qui termina la vie au Malade le 11. Décembre 1750.

Ouverture du Cadavre.

Je sciai le Crane, je ne vis rien dans le Cerveau que les Vaisseaux pleins d'un sang sereux que je faisois circuler d'un Vaisseau à l'autre en pressant ces Vaisseaux avec le doigt. Point de sérosité dans aucun Ventricule du Cerveau, ni dans la Poitrine que j'ouvris ensuite. Le Péricarde se présenta d'une grosseur extraordinaire par la grande quantité de sérosité jaunâtre qu'il renfermoit. Il sembloit au premier coup d'œil, que c'étoit l'estomach boursouflé. Le bas-ventre étoit presque à moitié rempli d'eau. L'Epiploon étoit entiérement consumé. Le Foye & la Ratte étoient fort gros.

OBSERVATION III.

LE nommé La Forest, Soldat au Régiment de Mailly, âgé de 23 ans, est entré à l'hôpital Militaire de Perpignan le 27 Fevrier 1751. attaqué d'une douleur au côté gauche de la Poitrine, avec une toux seche & une respiration forcée, le pous étoit petit & fréquent. Il fut saigné d'abord deux fois le jour qu'il entra à l'Hôpital, il prit enfuite deux onces d'eau de Caſſe avec deux onces de Manne & autant d'Huile d'Amandes douces. Vingt-quatre heures après le Malade ſe trouva ſans douleur de côté & preſque ſans fiévre. Deux jours enſuite la même douleur de côté le réprit avec la fiévre. Il fut reſſaigné & purgé comme cy-devant, & on appliqua des Véſicatoires à la Nuque du col & aux deux jambes. On repeta la purgation deux jours après, & de plus je preſcrivis deux autres Véſicatoires aux gras des bras, & du blanc de Balêne, mais tout cela ne produiſit aucun ſoûlagement, au contraire le Malade avoit plus de peine à reſpirer; il avoit une petite toux, il ſembloit devoir cracher à tout moment & il ne crachoit jamais, il étoit toujours couché ſur le côté droit. Il avoit aussi les pieds un peu œdemateux. Enfin l'opression augmenta si fort que le Malade eût des grandes angoisses, car il étoit agité & se demenoit dans son lit, d'où il sortoit les jambes en dehors, & il mourut dans cet état le 7 Mars 1751. cinq jours après la bonace ou sa guérison apparente.

Ouverture du Cadavre.

Après avoir levé le *Sternum*, il sortit un peu d'eau de la cavité droite de la Poitrine. Le lobe gauche du Poûmon étoit très-adhérant à la plevre, il paroissoit fort gonflé & tendu. Le lobe droit étoit mol & d'un rouge foncé. Le Péricarde étoit plein d'eau ; je l'ouvris après avoir laissé couler toute l'eau. Je vis le dedans enduit d'une humeur comme du lait grumelé. Le Cœur étoit aussi tout couvert de cette humeur tout-à-fait semblable à celle qui reste au fonds du Vaisseau où l'on fait évaporer les eaux des Hydropiques. Je ne rémarquai rien de singulier dans les ventricules du Cœur.

OBSERVATION IV.

LE nommé Saint Vaury, Soldat au Régiment de Mailly, âgé de 31. an, peu de tems après avoir été guéri d'une Anazaque à l'Hôpital Militaire de Perpignan, est entré audit Hôpital le 13. Avril 1751. pour un dévoyement sereux, qu'on tacha de moderer par l'usage du *Diascordium*. Le Malade me dit que dès qu'il bûvoit un peu plus de vin qu'à l'ordinaire, il crachoit sang. Enfin quelques jours après son entrée à l'Hôpital, il se plaignît d'une douleur fixe au bas de la Poitrine du côté droit, vers le cartilage xiphoïde. La respiration étoit génée, ensorte que le Malade ne pouvoit se tenir couché sur aucun côté, mais seulement sur le dos; encore avoit-il bien de la peine à respirer. Le poux étoit petit, fréquent, intermitant. Des saignées, quelques grains de *Kermes* mineral & autres Remédes furent inutiles. La respiration devint génée de plus en plus, & le Malade mourut à l'entrée de la nuit le 25. Avril 1751.

Ouverture du Cadavre.

Le *Sternum* ayant été levé, je vis un peu d'eau dans la cavité droite de la Poitrine. Les deux lobes des Poûmons

mons étoient adhérans à la plevre. Le Péricarde étoit fort gros, il y paroissoit comme une fluctuation ou vague qui alloit çà & là. J'ouvris le Péricarde, il en sortit une quantité d'eau jaune. Le Cœur étoit tout couvert comme d'une lie ou espéce de blanc d'œuf grumélé, de même que le dedans du Péricarde. Dans le bas ventre, l'*Epiploon* manquoit entiérement. Le foye étoit rougeâtre & de la couleur de ventre de Biche.

OBSERVATION V.

LE nommé Boivin, Soldat du Régiment de Mailly, âgé d'environ 25 ans, entra à l'Hôpital militaire de Perpignan le 4 Juin 1751, se plaignant d'une douleur au côté droit de la Poitrine, d'une difficulté de respirer, crachant un peu de sang, ayant le pous petit, fréquent, un peu intermittant, étant fort pâle par tout le corps, & ayant les pieds œdémateux. Quelques saignées furent faites d'abord avec celérité; j'ordonnai un *Dilutum* de Casse avec la Manne & l'Huile d'Amandes douces. La respiration devint plus gênée, & le pous plus petit aussi; on appliqua dès-lors des Vésicatoires aux bras & aux jambes; tous ces secours furent inutiles; le Malade mourut cinq jours après son entrée à l'Hôpital, le 9 Juin 1751.

Ouverture du Cadavre.

Je levai le *Sternum*, je remarquai le Pericarde qui avoit un gros volu-

ANATOMIQUES

me par la quantité d'eau qu'il renfermoit en-dedans. Tout l'intérieur du Pericarde, & le dehors du Cœur étoient revêtus d'une humeur blanchâtre comme du suif fondu, ou plûtôt comme du lait grumélé. Les Poûmons étoient couverts de cette même matiere grumélée; les deux cavitez de la Poitrine étoient remplies d'un peu d'eau, sur tout la cavité droite.

RESULTAT.

IL paroît certain par les Observations précedentes, que la rupture des Vaisseaux lymphatiques dans le Pericarde, est la cause de cette hydropisie, puisqu'on y trouve en-dedans la Lymphe grumélée, Observ. 3. 4. 5. *de même* qu'on le rémarque quand on fait évaporer les eaux du bas-ventre des Hydropiques. Il est évident que cette Maladie a des nuances pour ainsi dire, ou des variations ; c'est-à-dire qu'elle peut être accompagnée quelquefois d'un épanchement d'eau naissant dans la Poitrine, Observ. 5. tantôt dans le bas-ventre, Observ. 2. ce qui ajoûte encore au danger de la Maladie. Il résulte du Narré historique de ces Observations, que les signes qui font réconnoître cette hydropisie sont l'enflure des pieds, la pâleur du visage, la petitesse & la fréquence du pous, la peine qu'ont les Malades de rester couchez dans le lit; une respiration génée; tous ces symptômes pris ensemble, de même que des suffocations effrayantes qui viennent par boutades, paroissent distinguer

ANATOMIQUES.

l'hydropifie du Pericarde, de celle de Poitrine avec laquelle elle se reffemble si fort, qu'il eft aifé de prendre l'une pour l'autre. Il eft évident que cette Maladie eft mortelle, lorfqu'elle eft formée, puifqu'on ne sçauroit vuider les eaux épanchées dans le Pericarde. On ne doit donc pas tourmenter ces fortes de Malades par des Rémedes qui ne les pourroient guérir. Ce n'eft donc que quand cette hydropifie fe forme, qu'on pourroit tenter de détourner ailleurs les eaux, par le moyen de doux Purgatifs, des Véficatoires, des Setons, des Cautéres, des Diuretiques.

Abscès dans le Cœur.

OBSERVATION

LE nommé Soiffons, Soldat du Régiment de Lyonnois, âgé de 19 ans, après avoir rentré plusieurs fois dans l'espace de trois mois à l'Hôpital Militaire de Perpignan pour une Gonorrhée qui tantôt se suprimoit, tantôt couloit, vint pour la derniere fois audit Hôpital le 9 Mai 1750. Le Malade dit avoir des Fiévres d'accès, mais comme je ne le remarquai pas, je me contentai d'observer la nature. Au bout de quatre jours le Malade se plaignit d'une douleur vive au Pubis, qui s'étendoit jusques vers le milieu de l'Hypogastre, où je ne vis ni rougeur ni tension; mais je trouvai que le Malade avoit une grosse fiévre, il urinoit cependant librement, & les urines étoient belles. Plusieurs saignées furent faites tout d'abord. On appliqua sur la partie malade de feuilles de mauve pourries, moyenant quoi la fiévre diminua sensiblement, & la douleur du Pubis disparut tout-à-fait dans dix jours de tems. Je rémarquai cependant le pous un peu fréquent. De plus j'observai pour la premiere fois une palpitation ou un battement vif au Cœur qui se faisoit sentir extrêmément en appliquant la main sur le côté gauche de la Poitrine. Le Malade avoit le visage fort pâle; il étoit toûjours couché sur le dos, quoiqu'il assurât qu'il pouvoit se cou-

cher sans peine sur les deux côtés. Le pous parût un peu plus dur & plus vif qu'il n'étoit auparavant; dès lors je soupçonnai un Polype au Cœur. J'ordonnai conséquemment des petites saignées de loin en loin. Je prescrivis aussi beaucoup de suc de Bourrache & deux bolus par jour d'un grain & demi de *Kermes* mineral. Comme je vis au bout de quelques jours que le mal empiroit, j'essayai de donner de sang de Bouquetin à la place du *Kermes*. Deux jours avant la mort le pied gauche commença à enfler; le Malade avoit aussi par fois quelque difficulté de respirer. Le pous devint petit de plus en plus, & le Malade mourut le 29 Mai 1750. vingt jours après son entrée à l'Hôpital, ayant eû demi heure avant
d'expirer

d'expirer, une grande oppression & des angoisses pendant lesquelles le Malade se démenoit dans le lit.

Ouverture du Cadavre.

J'ouvris le bas-ventre du Cadavre, je trouvai au *Pubis*, entre la Poitrine & la graisse, un Abscès plein d'un pus blanc comme du lait. Je ne vis rien de singulier dans le reste du bas-ventre. Tout étoit en bon ordre dans la Poitrine. J'ouvris le Cœur, je ne rémarquai rien dans le Ventricule gauche; j'ouvris ensuite le Ventricule droit & je vis avec surprise, dans le Ventricule vers sa pointe, un petit sac blanc *B. Planche* 1. d'une figure conique ou maniere de Toupie ou Fuseau d'un pouce & demi de long, dont la pointe regardoit en bas & qui étoit terminé en haut par un petit rond ou mammellon. *C. Planche* 1. Ce sac étoit plein d'un pus blanc tout-à-fait semblable au pus qui formoit l'Abscès du *Pubis*, & qui sortit en-dehors, dès que je pressai fortement ce sac avec les doigts.

Je n'ai observé qu'une fois le fait que je viens de rapporter.

RESULTAT.

IL résulte de l'ouverture du Cadavre, qu'il se forme quelquefois des Abscès dans le Cœur. Ce fait est confirmé encore par le témoignage des Chirurgiens qui assisterent à l'ouverture du Cadavre en question. Il suit que les accidens dont le Malade étoit travaillé, tels que la *palpitation continuelle, ou le battement vif du cœur, le pous dur, fréquent, inégal, intermittant, étoient des suites de cet Abscès. Il paroît qu'il a pû se faire que l'Abscès du* Pubis *qui s'étoit formé d'abord à la naissance de la Maladie, se seroit jetté par une metastase dans le Ventricule droit du Cœur, & y auroit produit une pareille purulence. Il paroît enfin que quoique l'ouverture d'un seul Cadavre ne suffise pas pour établir les signes par lesquels on peut connoître un Abscès dans le Cœur, on peut néanmoins conjecturer cette Maladie qui peut se déguiser sous des apparences imposantes, par le battement vif & continuel du Cœur, par le pous dur, fréquent, inégal, intermittant, sans beaucoup d'oppression; ce dernier symptôme distingue cette Maladie du Polype*

OBSERVATIONS *du Cœur & de l'Anevrisme de l'Aorte, qui sont toûjours accompagnez d'une difficulté de respirer considerable. Il est évident que cette Maladie est au-dessus des ressources de la nature & de l'Art.*

Polype au Cœur.

OBSERVATION I.

LE nommé Saint George, Soldat du Régiment de Forest, âgé de 24 ans, vint à l'Hôpital Militaire de Perpignan le 17 Juin 1749. attaqué d'une difficulté de respirer, qui le prenoit de loin en loin depuis quelques mois me dit-il. Cinq jours après son entrée à l'Hôpital, il se plaignit d'une douleur vive qu'il raportoit à l'Hypochondre gauche. Je tâchai de fécourir le Malade par des faignées & par une potion faite avec l'Huile d'Amandes douces & le Syrop de Pavot blanc. Trois jours enfuite le Malade ne pouvoit refpirer que la tête baffe affis fur fon lit. Il fut faigné coup fur coup trois fois, & deux fois encore le lendemain. Il paroiffoit être moins oppreffé, le pous étoit cependant toujours comme je l'avois rémarqué dès le commencement, petit, intermittant, embroüillé & comme tremblottant; de plus je rémarquai un battement très-confiderable vers le cartilage xypoïde, ce qui m'avoit fait penfer d'abord que le Malade n'eût un Anevrifme à l'Aorte. Enfin, ni des faignées faites dans certains intervalles, ni force fuc de bourrache fur tout, n'empêcherent pas la mort du Malade qui arriva le 29 de Juin 1749. fur les trois heures après midy,

Ouverture du Cadavre.

J'ouvris le Cadavre, les deux Lobes du Poûmon avoient à leur partie convexe & inférieure deux groſſes tâches d'un rouge foncé & preſque livide. La veine pulmonaire & ſous claviere gauches étoient fort gonflées & très-livides. J'ouvris le Cœur, je trouvai un Polipe à chaque ventricule; celui du ventricule droit étoit plus grand. Ces deux Polipes éroient blancs preſque cartilagineux, & épais dans leur milieu de quatre lignes.

OBSERVATION II.

LE nommé François Minié, dit Bourbonnois, Soldat du Régiment de Forêt, âgé de 25 ans, après avoir eû quelques suffocations passageres, est entré à l'Hôpital Militaire de Perpignan étant fort oppressé, ayant de la peine à se coucher sur le côté gauche, où il ne pouvoit rester couché sans se suffoquer disoit-il. Il fut saigné sept fois dans deux jours; la difficulté de respirer augmentoit de plus en plus, ensorte que le Malade étoit toujours assis sur son lit, ayant le visage fort pâle & si oppressé que les goûtes de sueur lui en couloient sur le visage. Le pous étoit très-petit, obscur & tout tremblotant. Enfin le Malade l'onziéme jour après son entrée à l'Hôpital, après avoir pris un boüillon, & ayant été à la felle, il mourut tout de fuite le 2 Août 1749. fur les trois heures après midy ayant tout le corps livide & comme plombé.

Ouverture du Cadavre.

Après avoir levé le *Sternum*, je remarquai les Poûmons un peu adhérans à la plevre, & les veines coronaires fort gonflées. Je trouvai au ventricule droit du Cœur un Polipe fourchu & comme double, ainfi qu'il eft réprésenté en *A. A. Pl.* 2. Les branches *B. B.* de ce Polipe enfiloient l'artére pulmonaire; & les branches *C. C.* du même Polipe s'étendoient dans la veine cave. Le corps & les branches de ce Polype étoient blancs & cartilagineux.

OBSERVATION.

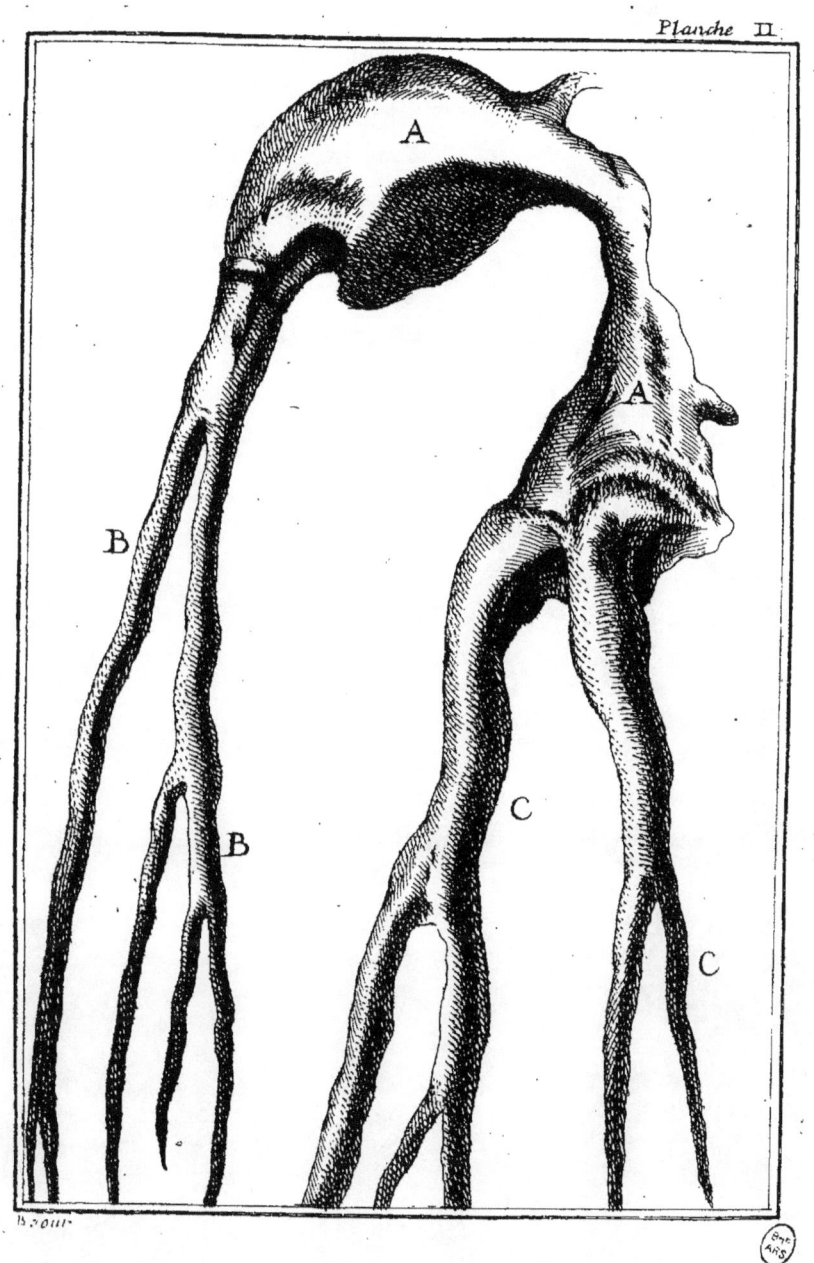

OBSERVATION III.

LE nommé la Chapelle, Soldat au Régiment de Foreſt, âgé de près de 30 ans, d'un temperament ſombre & mélancolique, cinq mois après avoir eu un effroy, parce que ſon Capitaine le ménaça de le faire paſſer par les verges, pour une faute eſſentielle qu'il avoit faite, entra à l'Hôpital Militaire de Perpignan ſur la fin de Septembre 1749. Il paroiſſoit avoir l'eſprit égaré, il étoit taciturne & ne ſe plaignoit de rien. Deux jours & demi après ſon entrée audit Hôpital, il lui prit tout d'un coup, une douleur vive au côté gauche de la poitrine, avec une difficulté de reſpirer ménaçante. Il fut ſaigné bruſquement pluſieurs fois;

la respiration devint plus génée de plus en plus; il ne pouvoit nullement rester couché sans crainte de se suffoquer, & il étoit forcé d'être assis sur son lit. Il avoit le visage extrêmement pâle, le pous intermittant, fréquent & petit, & presque insensible, les pieds œdémateux, & il mourut dans cet état au bout de trois jours, le 16 Décembre 1749.

Ouverture du Cadavre.

J'ouvris le Cadavre; je vis la cavité droite de la Poitrine pleine d'eau, la surface du Lobe droit du Poûmon & celle de la Plevre qui tapisse cette cavité étoient récouvertes d'une espéce de limon blanc, ainsi qu'on le rémarque à la chair qu'on a mis dans la saumure. Je trouvai dans le Ventricule droit du Cœur un Polype assés grand, dur & blanc, excepté la partie inférieure qui étoit à l'emboucheure de l'Artere pulmonaire, dont le dehors paroissoit comme meurtri. Le dedans de cette extrémité du Polype étoit creux fait en forme de poche, rempli d'un sang grûmelé.

RESULTAT.

IL paroît par le narré historique de ces Observations, que les signes qui marquent un Polype au Cœur, sont, lorsque le Malade est fort oppressé, qu'il ne sçauroit être couché sur son lit sans se suffoquer, qu'il a le visage fort pâle, le pous petit, fréquent, inégal, tremblotant

& comme tout embrouillé : en un mot c'est de tous ces signes pris ensemble, qu'on peut tirer le Diorisme de cette Maladie. Il paroît de même qu'on peut conjecturer qu'il se joint quelquefois au Polype du Cœur un épanchement d'eau dans la Poitrine, Observ. 3. par l'enflure des pieds, & par une plus grande difficulté de respirer vers l'entrée de la nuit. Il est probable que les Polypes du Cœur prennent leur origine du ralentissement du sang, & que les passions de l'ame le ralentissent encore davantage ; ce seroit donc attaquer le mal dans ses sources & d'aller comme à la sappe de la cause originaire, que d'écarter les peines d'esprit dès la naissance d'un Polype ; car il est certain que cette Maladie est incurable lorsqu'elle a fait

ANATOMIQUES.

des progrès. J'ai guéri des Malades qui avoient tous les signes d'un Polype au Cœur (sans doute naissant) rapportés cy-dessus, en recommandant la tranquillité de l'esprit, & en prescrivant des saignées repetées bien de fois, & dans certains intervalles, & en faisant prendre quelques grains de Kermes mineral & force suc de Bourrache.

Œdéme du Poûmon.

OBSERVATION I.

LE nommé Valet, Soldat du Régiment de Mailly, âgé d'environ 25 ans, entra à l'Hôpital Militaire de Perpignan le 23 Octobre 1750. attaqué d'un Rhûme avec une toux violente, avec fiévre & une grande oppression. Il fut saigné d'abord sept fois dans trois jours, au bout desquels la toux & l'oppression ne furent pas si violentes, même elles diminuerent de jour en jour. Le 16 Décembre ou un mois & trois semaines après que le Malade fut entré à l'Hôpital, (se portant bien d'ailleurs & allant partout,) il lui prit tout d'un coup, une oppression si grande qu'il étoit obligé d'être assis sur son lit pour pouvoir respirer. Il fut tout d'abord saigné & on repeta une heure après la saignée; la suffocation augmenta toûjours considerablement; il survint une sueur froide par tout le corps; le pous à peine étoit-il sensible, le Malade s'agitoit & se demenoit à tout moment d'un côté & d'autre ; on tenta inutilement plusieurs sécours, le Malade mourut dans cinq heures de tems le 16 Décembre 1750. au soir.

Ouverture du Cadavre.

Après avoir levé le *Sternum*, je trouvai les deux Lobes du Poûmon fort adherans à la Plevre ; ils étoient bourfouflez, blânchâtres tout couverts comme du suif, & marquez en certains endroits, de quelques grosses tâches couleur de rose ; je comprimai le Poûmon avec le doigt & je sentis une fluctuation ; après avoir ôté le doigt l'enfoncement se releva d'abord, Je tailladai ensuite en plusieurs endroits les deux Lobes du Poûmon, & il en sortit beaucoup d'eau, sur tout

OBSERVATIONS

du Lobe droit. Il n'y avoit pas aucune goutte d'eau dans la cavité de la Poitrine, ni rien de singulier dans le Cœur, ni acucun Tubercule aux Poûmons que je maniai beaucoup.

OBSERVATION II.

LE nommé Pierre, âgé de 25 ans, Valet du Tréforier de l'Extraordinaire des Guerres, est entré à l'Hôpital Militaire de Perpignan le 16 Décembre 1750. Il se plaignoit d'une douleur au côté gauche de la Poitrine, qu'il avoit depuis trois jours. Il étoit un peu oppressé, il avoit une petite toux séche, car il ne crachoit rien du tout. Le pous étoit petit & fréquent & comme tout embroüillé. Il fut saigné cinq fois le premier jour

qu'il entra

qu'il entra à l'Hôpital ; on repeta quatre fois la faignée le lendemain. J'ordonnai deux *Bolus* d'un gros & demi de *Kermes mineral* & force jus de Bourrache. Le troisiéme jour je trouvai le pous comme cy-devant ; c'est-à-dire, très-petit & comme embroüillé ; de plus le Malade étoit dans le délire, froid par tout le corps, ayant une espece de Râle, ensorte qu'il mourut deux heures après que je l'eus visité, le troisiéme jour après son entrée à l'Hôpital, le 28 Décembre 1750.

Ouverture du Cadavre.

J'ouvris le Cadavre, j'examinai la Poitrine ; après avoir levé le *Sternum*, il se présenta d'abord comme une masse de graisse ou de suif fondu qui couvroit tout le Lobe gauche du Poûmon. La compression que je fis avec le doigt se remit d'abord. Je sentis une fluctuation en enfonçant le doigt. Je serrai ce Lobe & il en sortit beaucoup d'eau ; je remarquai même qu'il y avoit de l'eau répandûe entre la surface de ce Lobe gauche & la graisse ou maniere de suif qui le couvroit en forme d'incrustation ; ce même Lobe étoit gros, bouffi & adhérant à la Plévre. Le Lobe droit du Poûmon étoit dans l'état naturel, il étoit seulement d'un rouge livide à sa partie posterieure. Il y avoit au Ventricule gauche du Cœur, un petit Polype fort mol, il étoit en partie blanchâtre & en partie comme un grumeau de sang.

OBSERVATION III.

LE nommé la Tulipe, Soldat au Régiment de Mailly, âgé de 31 an, est entré à l'Hôpital Militaire de Perpignan le 25 Février 1751. attaqué d'un Rhûme avec fiévre & une respiration gênée ; il fut saigné d'abord deux fois & mis à l'usage d'un Looch béchique & de l'Hydromel pour sa boisson. Après quatre ou cinq jours, il se gorgea de mangeaille, dès-lors la respiration devint très-gênée, le pous petit & fréquent. J'ordonnai deux onces de Manne avec autant de syrop de *Nerpran* ; je fis appliquer des Vésicatoires aux bras & au col ; je réiterai la Manne dans deux verres d'eau de Casse, & de plus on appliqua des nouveaux Véficatoires aux gras des jambes ; mais tout cela fut fans aucun fuccès ; le Malade fut fi oppreffé, qu'il fembloit qu'il alloit fuffoquer à tout moment ; le pous étoit petit, fréquent & comme embroüillé ; en un mot, le Malade mourut dans cet état le 13 Juin 1751. le fixiéme jour après fon entrée à l'Hôpital.

Ouverture du Cadavre.

Je levai le *Sternum*, je vis d'abord à travers le Péricarde, comme une fluctuation qui étoit caufée par l'eau qui étoit renfermée en-dedans. Les deux Lobes du Poûmon étoient prefque blanchâtres, molaffes ; lorfque j'y appuyois le doigt, il fe formoit un enfoncement qui ne fe relevoit que quelque tems après. Je tailladai en divers endroits ces deux Lobes, & je vis qu'il en suintoit des gouttelettes d'eau; le Lobe droit du Poûmon étoit adhérant à la Plévre. Je ne remarquai rien de singulier au bas-ventre.

RESULTAT.

IL est constant par les précédentes ouvertures des Cadavres, que le poûmon étoit attaqué d'un Oédeme ; que cette tumeur lorsqu'elle est comprimée avec le doigt, elle enfonce, & tantôt elle ne se releve que lentement, Observ. 3. tantôt elle se remet d'abord, Observ. 1. 2. qu'enfin la sérosité qui forme la tumeur, est quelquefois extravasée, Observ. 1. 2. quelquefois elle est arrêtée dans les propres vaisseaux Observ. 3. il résulte du narré historique de ces Observations, qu'on peut établir le diorisme de l'Oédeme du Poûmon dans une grande difficulté de respirer, une toux séche, un poux petit, mol, fréquent & comme tout embrouillé. Il résulte du même narré historique, qu'il ne faut pas trop insister sur les saignées pour guérir l'Oédeme du Poûmon, qu'il faut se tourner d'un autre côté, c'est de détourner ailleurs le trop de sérosité du poûmon par le moyen des Vésicatoires, d'une large boisson d'hydromel ordinaire, qui entretienne le ventre libre, de quelque Dilutum de casse avec la manne & l'huile d'amandes douces réiterés un jour entr'autre. Les malades que j'ai traité en suivant cette méthode, en ont éprouvé d'heureux succès.

Emphisème œdémateux du Poûmon.

OBSERVATION.

LE nommé de Laurier, Soldat Invalide en garnison à Prats-de-Mollo, âgé d'environ 50 ans, fort & robuste, quarré du corps, est entré à l'Hôpital Militaire de Perpignan le 4 May 1752. se plaignant d'une difficulté de respirer ; il avoit le pous petit, inégal ; il toussoit beaucoup & il ne crachoit pas. Je le questionnai s'il étoit sujet à l'Asthme, il me répondit qu'il avoit eu autre-fois la même Maladie. Je crus d'abord que c'étoit un Asthme que j'avois à combatre. J'ordonnai trois saignées dans deux jours & quelques prises de *Benjoin* en poudre, dont je me trouvai bien dans les affections Asthmatiques. Le Malade se trouva soulagé après ces Remedes; cependant je le voyois toûjours couché sur le dos, ayant la tête élevée; je rémarquai aussi les pieds un peu œdémateux. Vingt-quatre jours ensuite une grande difficulté de respirer saisit le Malade tout d'un coup, on le saigna d'abord, le pous se retira & s'emincit d'un moment à l'autre, & la respiration devint aussi fort gênée de plus en plus; on voyoit partir, pour ainsi dire, la respiration du fonds du ventre. Demi-heure avant mourir le Malade fut froid par tout le corps & il expira sans faire le moindre mouvement, le vingt-trois Mars 1752. au matin.

ouverture

ANATOMIQUES.

Ouverture du Cadavre.

Je levai le *Sternum*; je vis les deux Lobes du Poûmon monstrueusement gros, ils occupoient entiérement toute la cavité de la Poitrine, sur tout le Lobe droit; ils étoient blanchâtres, fort mols au toucher; lorsque je les comprimois avec le doigt, l'empreinte qu'avoit fait cette compression, restoit long tems à s'effacer; le Lobe gauche du Poûmon étoit un peu adhérant à la Plévre; je tailladai les deux Lobes du Poûmon, & il n'en sortit que de l'écume blanche, mêlée d'un peu de sang. Ce que je rémarquai de singulier & qui me frappa, ce fut deux Vessies transparentes; *A. A. Pl.* 3. tendûës comme un bâlon, placées à la partie concave du Lobe droit du Poûmon *B. B.* presqu'aux bords, attachées chacune par quatre Ligamens membraneux *C. C. C. C.* à la substance du Poûmon *B. B.* L'une de ces deux Vessies étoit comme un gros œuf de poule ; l'autre étoit de la grosseur du pouce. Je crus d'abord que c'étoient deux Hydatides ; mais à peine eus-je donné un coup d'Escalpel, qu'il en sortit du vent, & ces deux Vessies devinrent flasques tout d'un coup. Il n'y avoit rien d'extraordinaire dans le Pericarde ni dans le Cœur, que quelques grumeaux de sang. Je trouvai un peu d'eau épanchée dans le bas-ventre.

Je n'ai observé qu'une fois le fait que je viens de rapporter.

Planche III.

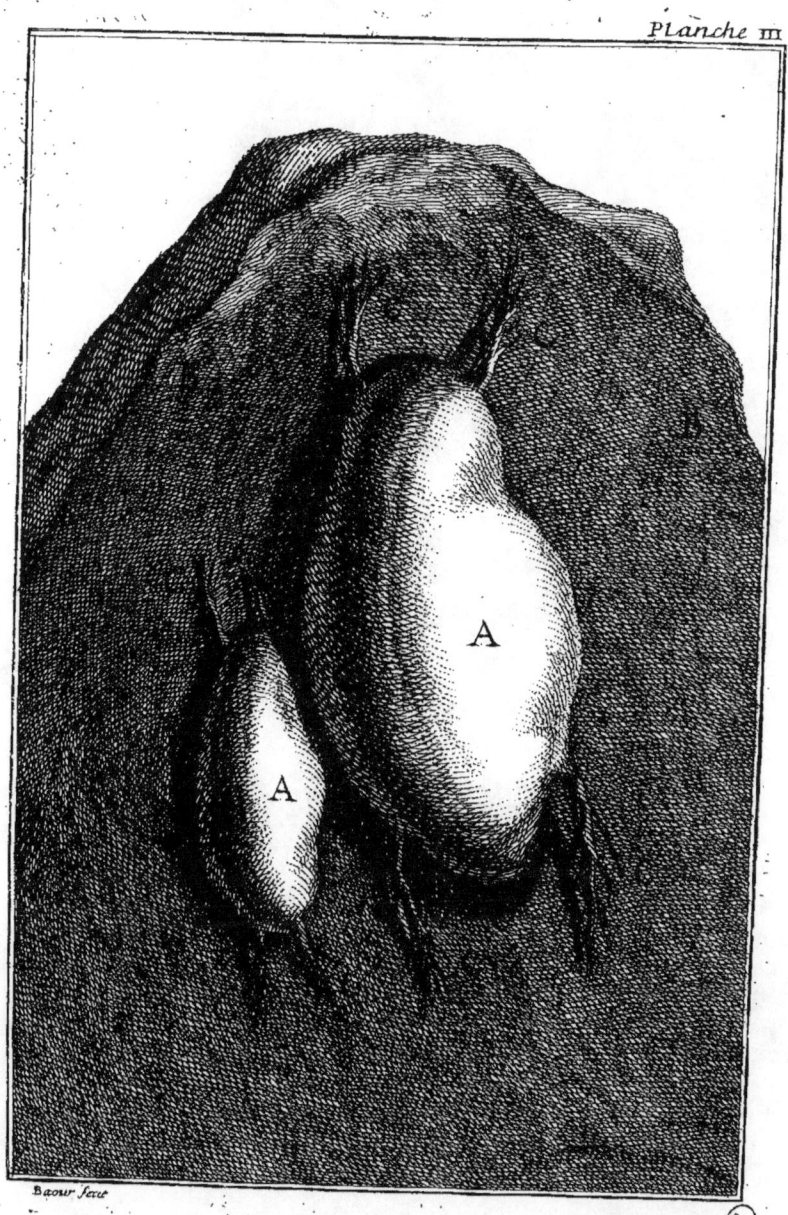

RESULTAT.

IL est certain par l'ouverture du Cadavre, qu'il se forme quelquefois au dehors du Poûmon de grosses vessies pleines de vent, qui se trouvent compliquées avec un Oédeme, ce qui m'a fait appeller cette Maladie Emphiséme-Oedemateux *du Poûmon*. Il n'est pas moins certain que cette Maladie est mal-aisée à démêler dans ses signes. Il paroit par le Narré historique de cette Observation, qu'on pourroit soupçonner cette sorte d'Emphiséme lorsque le Malade a les mêmes accidens, mais moindres que dans l'Oedéme simple du Poûmon; comme la difficulté de respirer, la mollesse & l'inégalité du pous, & que de plus le Malade n'est point travaillé d'angoisses; enfin

Q ij

il paroit impossible de dissiper les vents ren-
fermés dans l'Emphiseme du Poûmon,
parce qu'on n'y sçauroit appliquer aucun Remede.

Tubercules crûs du Poûmon.

OBSERVATION I.

LE nommé Felix Nericée, dit sans
soucy, Tambour du Régiment de
Lyonnois, âgé de 25 ans, est entré à
l'Hôpital Militaire de Perpignan le 16
May 1749. avec une fiévre lente, une
toux seche, une legere oppression, le
visage fort pâle, étant d'une maigreur
extrême. Après deux saignées, on es-
saya de faire prendre le lait au Malade d'abord deux fois par jour, en-

suite on le lui donna pour toute nourriture ; on n'oublia pas aussi d'ordonner tous les soirs le syrop de Pavot blanc. Le Malade néanmoins maigrit de plus en plus, les forces diminuerent, & il s'étaignit pour ainsi dire, le 20 Juillet 1749. sans avoir eu ni dévoyement ni beaucoup de peine à respirer pendant le cours de la Maladie.

Ouverture du Cadavre.

Après avoir levé le *Sternum*, j'examinai les deux Lobes du Poûmon, je les empoignai, & j'y trouvai comme des gros grains de sable qui resistoient à la main. Je dissequai en divers endroits l'interieur de ces deux Lobes, & je rémarquai quantité de durillons de la grosseur d'un petit pois. J'ouvris quelques-uns de ces durillons ou Tubercules, qui étoient formez d'une matiere blanchâtre, un peu épaisse à peu-près comme du plâtre mol.

OBSERVATION II.

LE nommé Toulouse, Soldat au Régiment de Lyonnois, très-habile Menuisier de son métier, âgé de 28 ans, d'une complexion maigre & foible, après avoir essuyé pendant près de huit mois, une petite toux aigre & fatigante, est entré à l'Hôpital Militaire de Perpignan le 25 Août 1749. Je remarquai qu'il avoit une fiévre lente, qu'il toussoit beaucoup & crachoit rarement ; quelque-fois une matiere gluante & blanchâtre, mais nullement purulente ; qu'il ne pouvoit coucher sur le côté gauche qu'avec peine, car il touffoit beaucoup & il étoit oppreffé dès qu'il étoit couché fur ce côté-là, à ce que le Malade me dit plufieurs fois. On fit quelques faignées de loin en loin pour ménager les forces prefque éteintes du Malade. On ordonna auffi des Béchiques, des Narcotiques & du gruau pour toute nourriture; mais tout cela fut inutile; un mois après fon entrée à l'Hôpital, le Malade eut des petites fueurs par le corps, il maigriffoit à vûë d'œil; il fe plaignoit que le gofier lui faifoit mal & qu'il avoit de la peine à avaler; il eut une extinction de voix qui dura jufqu'au 11 Octobre 1749. qu'il mourut n'ayant plus que des os abfolument décharnez; jamais le cours de ventre ne s'étant déclaré pendant la Maladie.

OBSERVATIONS

Ouverture du Cadavre.

Le *Sternum* ayant été levé, je vis les deux Lobes du Poûmon collez à la Plevre & semez par tout, comme des grains de Millet. En empoignant les Poûmons, je trouvai quelques duretez grosses comme de Noisettes. J'en ouvris quelques-unes dont le dedans étoit blanchâtre & comme du plâtre mol, je ne vis qu'un durillon plein de pus. Ce que je remarquai de plus singulier, ce fut la partie supérieure du Lobe droit du Poûmon qui étoit dur comme une pierre, & de la grosseur d'un petit œuf de poule. Le dedans de l'épiglotte étoit enflâmé & d'un rouge couleur de rose. L'Epiploon manquoit entiérement dans le bas-ventre.

RESULTAT.

ANATOMIQUES.

RESULTAT.

IL suit de ces Observations, que les Malades qui ont une petite toux avec une fiévre lente, une légere oppression, qui ne crachent pas du tout, ou qui crachent fort peu, qui ne peuvent rester couchez que sur un des côtez de la Poitrine, qui maigrissent à vûe d'œil, que ces Malades, dis-je, sont attaquez d'une Phtisie causée par des Tubercules crûs dans les Poûmons, qui sont plus ou moins adhérans à la Plévre. Il suit qu'on doit résoudre ces Tubercules, après avoir rémedié plûtôt à la sécheresse & à l'amaigrissement, (qui fait le fonds de cette Maladie) par les humectans pris dans la dietté & le régime; en employant ensuite des

Remédes fondans apropriez. On pourroit trouver dans la Squine, le Saffafras, la Scrophulaire, la Bardane en poudre, l'Eponge de mer calcinée, les Cloportes, l'œthiops mineral & autres, sinon de Remédes efficaces, du moins des secours subsidiaires pour cette Maladie qui est toûjours incurable, lorsque la matiére des Tubercules s'est endurcie à un certain point. Mais la Cure Prophylactique tirée du changement d'air en un air montagneux sans autre apparat, m'a réüssi en plusieurs Soldats que j'ai garantis de cette sorte de Phtisie qui ne faisoit que commencer.

Inflammation gangréneuse du Poûmon, à la suite d'une fiévre-tierce intermittante, dégenerée en fiévre lipyrie.

OBSERVATION.

LE nommé Galois, Sergent du Régiment de Bourgogne, âgé d'environ soixante ans, après avoir eu à la chambre quelques accès de fiévre qui le prenoient tous les jours avec froid, & dont il fut quitte pendant deux jours, par une purgation, est entré après deux fois vingt-quatre heures, à l'Hôpital Militaire de Perpignan le 17 Septembre 1750. parce que la fiévre l'avoit répris. Je trouvai le Malade avec une grande soif, froid des extrêmitez, se plaignant qu'il sentoit en-dedans une chaleur brûlante; il avoit le pous petit & fréquent. J'ordonnai d'abord une potion cordiale à la cuillere, afin de rélever le pous, & un *Bolus* de deux Dragmes de *Kina*, d'une scrupule de *Theriaque* & autant de *Diascordium*, de *Fracastor*, à prendre de deux en deux heures, mais le pous ne se releva point du tout, le Malade devint glacé par tout le corps; il poussoit des soûpirs avec effort, il parloit de tems en tems seul sans sçavoir ce qu'il disoit; il répondoit pourtant juste aux demandes que je lui faisois, & il mourut quatre heures après que je l'eus visité, le 19 Septembre 1750. deux jours après son entrée à l'Hôpital.

ANATOMIQUES.

Ouverture du Cadavre.

J'ouvris la Poitrine du Cadavre; je remarquai les deux Lobes du Poûmon fort gros, d'un rouge livide, ou plûtôt noirâtres, sur tout à leur partie intérieure. Je ne trouvai que des grumeaux de sang dans les deux Ventricules du cœur. Dans le bas-ventre je remarquai deux petites tâches livides à l'intestin *colon*. Le Foye étoit d'un volume énorme. La Véficule du Fiel étoit remplie d'une bile fort épaisse & noire comme de l'encre. Enfin, en foüillant dans le Foye, je trouvai un corps dur comme une pierre, de la grosseur d'un œuf de poule, *A. Planche* 4. il étoit placé au-dessous du grand Lobe du Foye, presque au bord, près de la grande Scisseure, deux travers de doigt à côté de la Vésicule du Fiel, & il étoit enchaffé en partie dans la substance du Foye. Je détachai du Cadavre ce corps étranger qui pesoit une once deux gros. Je l'examinai dans mon Cabinet ; je rémarquai que c'étoit une poche, ou un petit sac charnû qui renfermoit en-dedans sept pierres *B. B.* dont je donne la grandeur naturelle ; elles étoient cubiques, legeres, pesant chacune une Dragme & dix à douze grains, blanchâtres, marquées de quelques tâches noires qui s'enflammoient quand je les approchai d'une chandelle allumée, de même que les pierres *C. C. C. Pl.* 4. que j'ai trouvées dans la Vésicule du Fiel d'un autre Cadavre. Le dedans de ce sac étoit enduit comme d'une

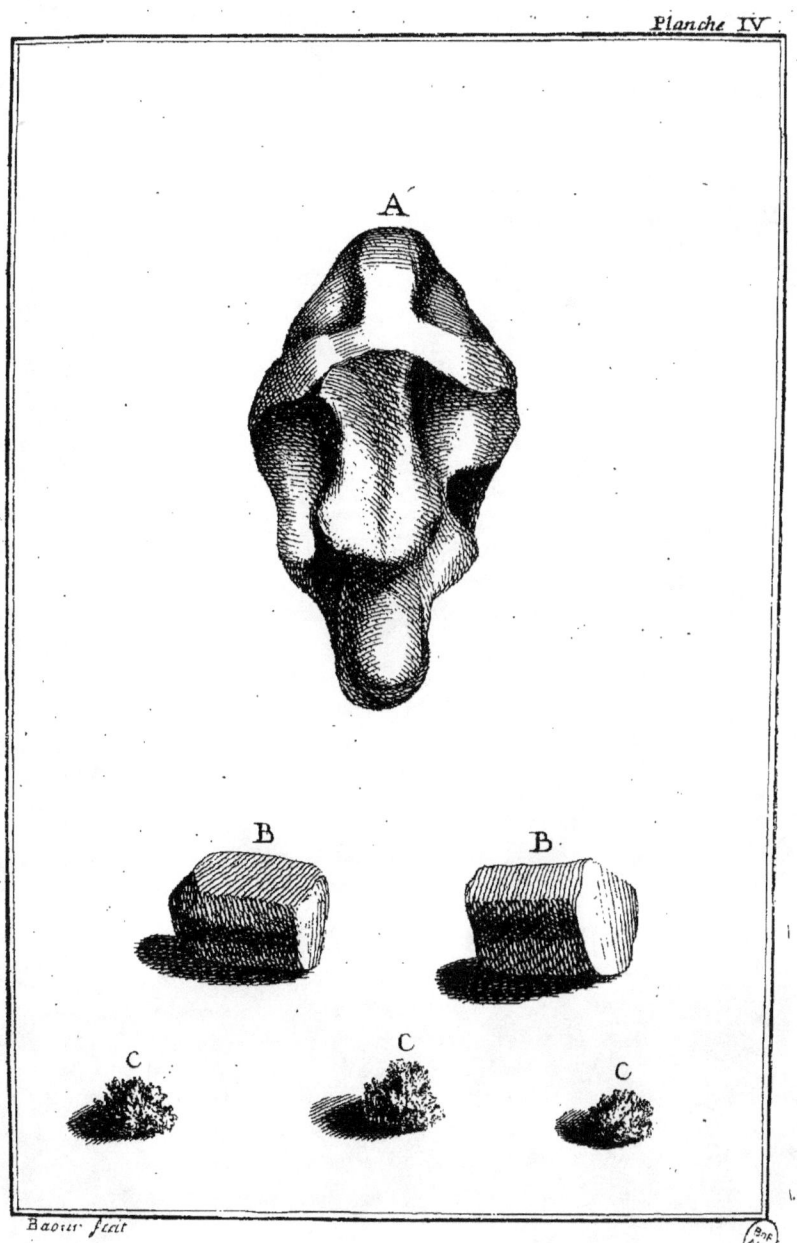

Planche IV

maniere de bave jaunâtre semblable à un blanc d'œuf.

Je n'ai eu occasion de faire qu'une seule ouverture de Cadavre, quoique j'aye visité quelques Malades morts de cette sorte de fièvre.

RESULTAT.

IL est évident par cette Observation, qu'une fièvre intermittante peut dégénerer en fièvre continuë, qui peut ammener une inflammation gangréneuse du Poûmon, toûjours mortelle. On doit donc dans ces cas, fixer tout d'abord cette sorte de fièvre & la brusquer même lorsque les premiers momens de la Maladie ont été perdus, à force de Quinquina, qui est le vrai spécifique, afin de prévenir l'inflammation ; car si le Médécin n'est appellé que lorsque le coup est frapé, il n'est plus à tems de s'opposer aux funestes effets de cette espéce de fiévre, qui degénere en fiévre Lipyrie, & qui regne presque tous les Etez dans le Roussillon : à l'égard des Pierres B. B. Planche 4. amoncelées au Foye du Cadavre, qui font le sujet de cette Observation, elles doivent être regardées comme un fait particulier qui auroit pû causer dans le tems, des suites fâcheuses.

Adhérance du Poûmon au Diaphragme.

OBSERVATION.

LE nommé Chavigny, Soldat au Régiment de Lyonnois, âgé de 25 ans, entra à l'Hôpital Militaire de Perpignan

Perpignan le 4 Juin 1750. pour un simple Rhûme, à peine avoit-il la fiévre. Il fut saigné d'abord trois fois; il prit journellement le Looch Béchique ordinaire de l'Hôpital, fait d'Huile d'amandes douces, du syrop capillaire & du sucre candy. Douze jours après son entrée à l'Hôpital, dans le tems qu'il paroissoit se trouver mieux; il lui prit tout d'un coup, une douleur vive au côté gauche de la Poitrine, & une oppression si grande, qu'il sembloit devoir expirer sur le champ. Le Malade raportoit la douleur à l'Hypocondre gauche, sur les fausses côtes; il étoit toûjours couché sur ce côté-là où il avoit la main appuyée dessus. Le pous étoit petit & fréquent & le visage extrêmement pâle. Je fis saigner le Malade petitement d'heure en heure, mais il mourut dans quatre heures de tems, étant couché fur le côté de la douleur, ayant la tête panchée & hors du lit.

Ouverture du Cadavre.

J'ouvris la Poitrine du Cadavre, je vis le Lobe droit du Poûmon dans l'état naturel. Je rémarquai le Lobe gauche légerement enflâmé & comme de couleur de rofe à fa partie antérieure. Il étoit d'un rouge livide dans la partie concave, fur tout à fa partie inférieure, qui étoit fi fortement adhérante au Diaphragme, que je ne pûs jamais l'en détacher fans déchirer la fubftance du Poûmon. Le lieu de cette adhérance étoit d'un rouge livide; je trouvai auffi à ce Lobe une Hydatide de la grosseur d'une noix, remplie d'eau. Je n'observai rien de singulier dans le cœur, ni dans le reste du Cadavre que j'examinai avec attention.

Je n'ay eu occasion de faire qu'une ouverture de ces sortes de Cadavres.

RESULTAT.

IL est évident par l'Ouverture du Cadavre, que le Lobe gauche du Poûmon étoit adhérant au Diaphragme, & qu'il étoit enflâmé à l'endroit de l'adhérance. Il paroit que la douleur vive & la grande oppression qui fit perir le Malade en quatre heures de tems, étoient produites par l'inflammation qui étoit survenüe aux bords inférieurs du Lobe du Poûmon, par où il étoit adhérant au Diaphragme. Il paroît enfin, que cette inflammation étoit une suite d'un Rhûme négligé; il faut donc dans les moindres soupçons d'un pareil évenement, prévenir l'inflammation, alors tout vous dicte, tout vous demande la saignée faite sans délai.

Deux Anevrismes à l'Aorte.

OBSERVATION.

LE Sieur *** Garçon Chirurgien, âgé de 54 ans, grand beuveur de vin & fumeur de tabac, après avoir essuyé pendant deux ans, des legeres suffocations qui le prenoient de loin à loin, & qui l'obligeoient quelques fois de s'arrêter en marchant, pour reprendre haleine; il eut enfin de si grandes fuffocations qu'il fembloit devoir expirer fur le champ; pour lors on le faignoit & il fe trouvoit foûlagé. Deux mois avant fa mort, il m'envoya prier de le vifiter; je le trouvai fi oppreffé qu'on l'eût pris pour un Afthmatique confirmé; il avoit le vifage fort pâle, les levres prefque plombées, le pous étoit dur, fort & égal pendant cinq ou fix pulfations, au bout defquelles on rémarquoit une intermittance; de plus le Malade fe plaignoit d'un battement vif & continuel qu'il raportoit vers le Cartilage Xyphoïde; en effet, en appliquant la main fur cet endroit, de même qu'à la région du cœur, on fentoit un fort battement à peu-près comme fi c'étoit le cœur qui palpitât beaucoup. Ce battement n'étoit pas toûjours de la même force, de même que la difficulté de respirer ; mais il étoit toûjours continuel. Quelques jours avant la mort, le Malade eut les pieds & les cuisses enflées & l'oppression augmenta si fort, que le Malade fut forcé de rester toûjours assis & d'avoir la tête panchée sur une table où il mourut le 2 Juin 1749.

Ouverture du Cadavre.

J'ouvris le Cadavre, je vis la cavité droite de la Poitrine pleine d'eau. Je trouvai à l'Artére soûclaviere gauche une Tumeur ou Anevrisme de la grosseur du poing. Je remarquai le long de l'Aorte descendante, quatre travers de doigt au-dessous de la crosse, une Tumeur ou Anevrisme grosse com-

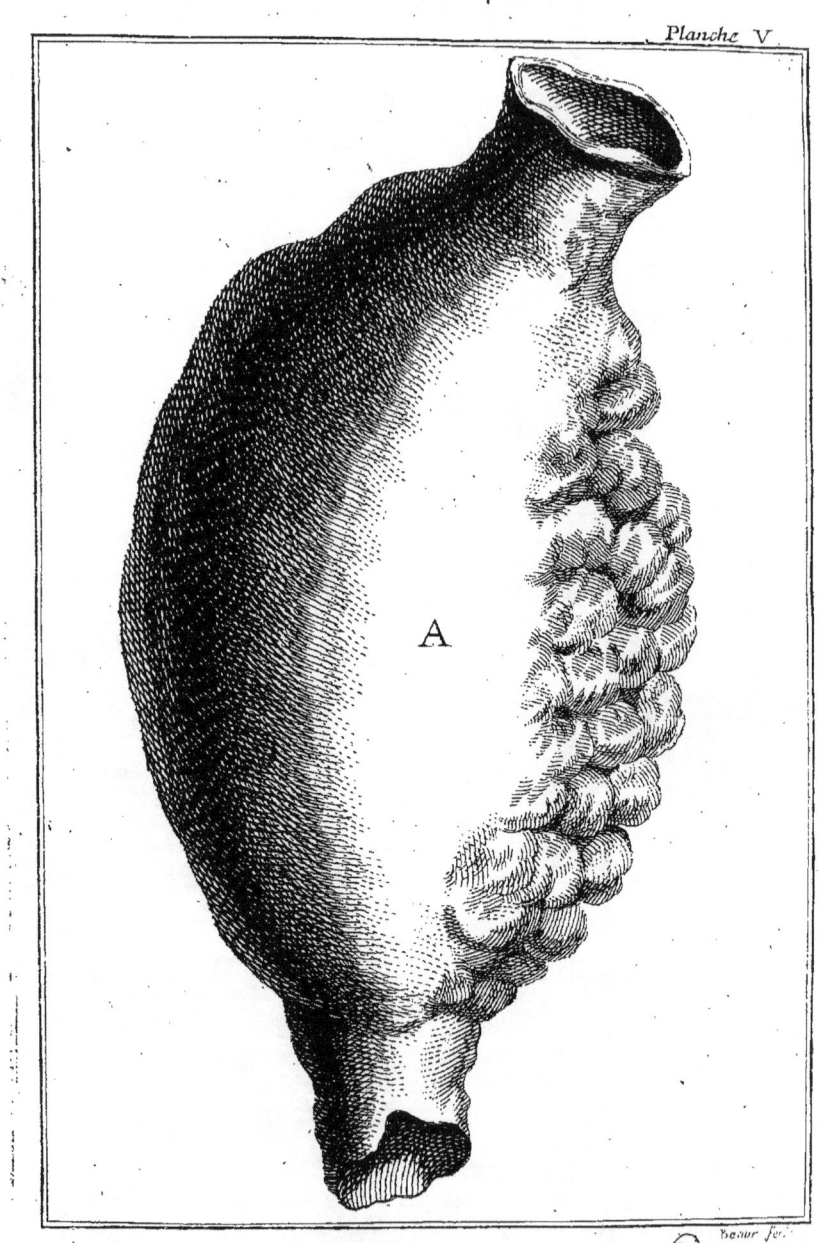

me les deux poings, *A. Planche* 5. qui occupoit presque la plus grande partie de la cavité gauche de la Poitrine. Cette Tumeur que je détachai du corps du Cadavre, pesoit une livre trois onces ; le dehors étoit de la même couleur que l'Artére Aorte dont cette Tumeur n'étoit formée que par son expansion. Le dedans de cette Tumeur, de même que de l'Artere, étoit rempli par deux Polipes, ou sorte de coëne blanche, dure comme la coëne de cochon. Cette coëne étoit épaisse de trois lignes, elle étoit fort adhérante aux Parois de l'Artére ou du sac anévrismal; le milieu de cette coëne renfermoit un sang noir, épais & presque grumeleux. L'Anevrisme de l'Aorte descendante étoit lié par le bas au Mediastin, par une membrane

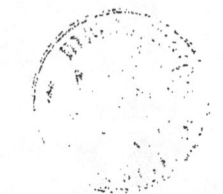

mince, ce qui faisoit qu'on s'appercevoit d'un battement continuel & très-fort vers le Cartilage Xyphoïde.

Je n'ai observé qu'une fois le fait que je viens de rapporter.

RESULTAT.

IL est évident par l'ouverture du Cadavre, qu'il se peut former deux Anevrismes internes à la fois. Il resulte du narré historique que les signes de cette Maladie sont l'extrême pâleur du visage, le pous dur, fréquent & intermittant de loin à loin, une difficulté de respirer en marchant un peu vite, ou en montant quelque escalier, & sur tout un battement vif & continuel: enfin cette Observation peut regler le pronostic d'un Anevrisme interne, toujours
funeste

funeste, quand il est sur tout à quelque gros tronc d'Artere près du Cœur ; car quel Reméde peut-on apporter dans un pareil cas ? On ne peut donc que pallier le mal, puisqu'on ne peut pas le guerir radicalement ; on doit même en certaines occasions, préferer les ressources de la nature : car on a vu des Malades porter des Anevrismes internes, & vivre des années entieres.

SECTION III.
DES OBSERVATIONS FAITES AU BAS-VENTRE.

Estomac d'une figure & d'une grandeur extraordinaires.

OBSERVATION.

Monsieur *** âgé d'eviron 60. ans, jaune par tout le corps, & d'une maigreur si considerable qu'il sembloit un vrai Squelette, avoit un vomissement habituel depuis près de deux ans ; il restoit trois ou quatre jours sans vomir, & quelques fois il vomissoit tous les jours; sur tout s'il mangeoit peu, il resttoit trois ou quatre jours sans vomir. Quand le Malade vouloit vomir, il sentoit comme une cardialgie ou angoisse qui partoit du *Pubis* & alloit jusqu'à la bouche; plusieurs rots étoient aussi les préludes du vomissement prochain. Il ressentoit de tems en tems, des vives douleurs au bas-ventre, tantôt du côté du Foye, tantôt du côté de la Ratte. Il se faisoit froter alors avec des serviettes chaudes, parce qu'il sentoit un peu de soûlagement. Il me consulta dans cet état à Perpignan le mois d'Avril 1750. il me dit que son vomissement étoit une suite des grandes débauches & des courses forcées à cheval qu'il avoit faites durant sa vie. Le mal me parut sans ressource, & je crûs qu'il ne falloit pas tourmenter vainement un Malade par des Remédes qui ne le pourroient guérir. Il traîna trois mois au bout desquels s'étant gorgé de poisson, un grand vomissement le saisit & l'enleva dans trois heures de tems, n'ayant que la peau collée sur les os.

Ouverture du Cadavre.

Dès que j'eus coupé le Peritoine en quatre parties, je vis d'abord l'estomac *A. Planche 6.* d'une figure & d'une grandeur extraordinaires, car il il remplissoit tout l'Abdomen & couvroit tout, ensorte qu'on ne voyoit nullement les intestins. Cet Estomac avoit huit pouces de long ; il étoit fait par le bas *B.* comme une gibe-

Planche VI

ciere. Le Pylore C. étoit entiérement obſtrué; l'Orifice ſupérieur D. étoit fort dilatté, il avoit un pouce & demi de diamêtre. L'œſophage étoit auſſi plus large que dans l'état naturel. Les Inteſtins étoient auſſi plus menus que de coûtume, & n'étoient pas plus gros que le petit doigt. Le Foye, la Ratte, & ſur tout le *Pancreas*, étoient ſkirreux. Les autres parties étoient dans un état de deſſechement.

Je n'ai obſervé qu'une fois le fait que je viens de rapporter.

RESULTAT.

IL eſt évident par l'ouverture du *Cadavre*, que le vomiſſement habituel étoit produit par l'obſtruction du Pylore. Il paroit que le Pylore avoit été obstrué par l'allongement excessif de l'Estomac, en conséquence des grands excès dans le boire & le manger & des courses forcées à cheval, qui avoient poussé insensiblement l'Estomac en bas & l'avoit allongé d'une maniere si extraordinaire. Il paroit de même par le narré historique de la Maladie, que l'Angoisse ou maniere de Cardialgie que le Malade ressentoit au Pubis du moment qu'il alloit vomir, étoit un signe que l'Estomac s'étoit allongé jusques-là; signe qui pourroit faire conjecturer dans une semblable occasion un fait aussi singulier & si difficile à connoitre. Il résulte enfin que ce Mal, lorsqu'il est venu au point que nous l'avons rémarqué, est incurable.

Boursouflement d'Estomac.

OBSERVATION.

LE nommé Pernay, Soldat au Régiment de Mailly, âgé de 26 ans, d'une complexion foible, est entré à l'Hôpital Militaire de Perpignan le 16 Septembre 1751. se plaignant d'une douleur fixe qu'il ressentoit depuis quelques mois au-dessous du Cartilage Xyphoïde, qui devenoit fort vive de tems en tems, vomissant alors tout ce qu'il prenoit, soit bouillon, eau, alimens solides, remédes, ayant de plus le ventre fort serré, restant huit jours sans aller à la selle, & rendant souvent beaucoup des rots; le

Malade étoit sans fiévre ; j'examinai le bas-ventre où je n'y trouvai aucune dureté, ni à l'Hypocondre droit, ni au gauche, ni dans tout le reste de l'Abdomen. Je prescrivis d'abord une potion calmante, faite avec le *Laudanum* liquide de *Sydenham*, la Theriaque, l'Huile d'Amandes douces, l'eau de fleur d'Orange à prendre à differentes reprises ; quelques saignées furent faites ensuite de loin à loin, & on mit aussi en usage quelques *Bolus* de Theriaque ; le mal donnoit du rélâche pendant quelques jours, mais il reparoissoit ensuite. Le Malade, trois mois après son entrée à l'Hôpital, se plaignit qu'il avoit de la peine à uriner ; quelques jours après le ventre commença à enfler un peu, les pieds devinrent aussi œdémateux. J'ordonnai alors l'infusion alors l'infusion des cendres de Genêt dans le vin blanc & l'eau de Rhubarbe pour boisson ordinaire durant douze jours seulement, parce qu'il survint un cours de ventre sereux qui épuisa le Malade & qui l'emporta dans trois fois vingt-quatre heures, ensorte que le pous tomba tout d'un coup & le Malade s'éteignit pour ainsi dire, étant très-maigre & comme décharné le 24 Décembre 1751. au soir.

Ouverture du Cadavre.

A peine eus-je ouvert le bas-ventre, qu'il se présenta d'abord l'Estomac fort gros & boursouflé, comme une grosse vessie de Bœuf qui occupoit la moitié de l'Abdomen & qui poussoit les intestins en bas. Dès que j'eus percé l'Eſtomac, il en ſortit beaucoup de vent & il s'affaiſſa & s'applatit dans l'inſtant. Le Pylore étoit cartilagineux & un peu retréci, mais il n'étoit pas entiérement bouché. Je trouvai une bale de plomb au Pylore peſant huit dragmes; elle gliſſoit dans l'Eſtomac dès que je voulois l'empoigner avec la main. Le Malade avoit avalé cette bale de plomb pour ſe guérir de la colique. Le dedans de l'Eſtomac n'offrit rien de ſingulier, que quelques reſtes de mangeaille. Les inteſtins étoient applatis & fort grélez. L'Arc du *Colon* étoit dur & raboteux; je le fendis en long & je vis qu'il étoit en-dedans de couleur de marron. Le Foye & le Véſicule du Fiel étoient dans l'état naturel; la Ratte étoit un peu groſſe; il y avoit un peu d'eau épanchée dans la cavité de l'Abdomen ; la Poitrine étoit en bon état.

Je n'ai eu occasion de faire qu'une seule ouverture de Cadavre, quoique j'aie visité differens Malades attaquez de la Maladie cy-dessus.

RESULTAT.

IL n'est pas douteux par l'ouverture du Cadavre que l'Estomac étoit fort distendu & plein de vent. Il paroit que la cause de cette Maladie doit être attribuée au vice de l'Estomac, sur tout lorsque la main ne sent aucune dureté en touchant les Hypocondres & le reste du bas-ventre, & que le teint du Malade n'est nullement jaunâtre. Il paroit de même que les signes de cette Maladie sont les vents que le Malade rend fréquemment par la bouche, & la douleur fixe qu'il ressent continuellement au-dessous du Cartilage Xyphoïde. Il est évident que cette Maladie est incurable lorsque le Pylore se rétrecit & devient cartilagineux. J'infere enfin de cette Observation, qu'on doit dissiper la tension convulsive ou la grande dilatation de l'Estomac par des Rémédes qui puissent le relâcher. J'ai eu la satisfaction de guérir cette Maladie si cruelle, si opiniâtre, & qui mit deux Malades plusieurs fois, au bord du tombeau en les sécourant dans le tems du Paroxisme, avec l'eau de poulet & le *Laudanum* liquide de *Sydenham* : hors du Paroxisme, par des saignées ménagées de loin à loin ; par une diette simple, tenuë, humectante & quantité d'eau minerale-ferrugineuse, ou d'eau de riviere, ou de bonne eau de fontaine dont j'ordonnai d'abord quelques gobelets, & en faisant boire ensuite sans mesure.

Pylore obstrué & cartilagineux.

OBSERVATION I.

LE nommé la Fleur, âgé d'environ 30 ans, Soldat au Régiment de Picardie, est entré à l'Hôpital Militaire de Perpignan le 7 Octobre 1737. attaqué depuis neuf mois, d'un vomissement habituel; il étoit fort pâle, il avoit le pous petit & lent; dès qu'il avoit mangé, il étoit travaillé d'angoisses, peu après il avoit des nausées qui ne ceſſoient que dès qu'il avoit tout vomi ; il n'alloit nullement à la ſelle ; il maigriſſoit ſenſiblement. Je le voyois panché ſur le côté droit ; il avoit pris cette habitude en tricottant preſque jour & nuit, parce qu'il étoit bonnetier de ſon mêtier. J'apperçûs en tâtant le bas-ventre, une dureté du côté du petit Lobe du Foye, où le Malade diſoit ſentir une douleur ſourde. Enfin, il mourut le 15 Octobre 1737. après s'être gorgé des Roties au Vin.

Ouverture du Cadavre.

Je fis l'ouverture du Cadavre, je fouillai dans le bas-ventre, après avoir ouvert l'Eſtomac, je trouvai le Pylore dur & cartilagineux, & ſi obſtrué que je ne pûs jamais introduire un petit ftilet ni même une foye de cochon. Je ne rémarquai rien de fingulier dans le refte du Cadavre.

OBSERVATION II.

Mademoifelle * * * âgée de 62 ans, mariée, n'ayant jamais fait des enfans, d'une complexion délicate, fujette à des vapeurs, à des coliques, à des vertiges depuis que les Menftruës l'avoient quittée, fe plaignant qu'elle fentoit au bas-ventre comme un petit pelotton de fil qui tantôt difparoiffoit, tantôt revenoit, ayant le ventre fort pareffeux. Dans cet état elle fut attaquée d'une fiévre doubletierce, dont elle fut guérie par une faignée & une purgation & quelques prifes de *Kina*; un mois après elle effuya quelques accès de fiévre qui tan-

tôt la quittoient & tantôt la reprenoient avec un froid, & dans un tems marqué ; quelques fois sans ordre & irrégulierement. Enfin la fiévre cessa de se montrer par des reprises marquées ; elle se changea en une fievre lente & continuë, & la Malade maigrissoit considérablement, jusques à n'avoir que la peau & les os ; de plus il s'y joignit un vomissement qui obligeoit la Malade à rendre tout ce qu'elle prenoit ; tantôt le vomissement disparoissoit pendant trois ou quatre jours, puis il revenoit. De plus, la Malade vomit, vingt jours avant mourir, une demi écuélée d'une espece de matiére semblable à la lie d'huile d'olive. La main droite parut un peu œdémateuse, le pous étoit fort petit & la Malade d'une foiblesse extrême.
En examinant

En examinant le bas-ventre, je remarquai un battement considérable à l'Hypocondre droit, deux travers de doigt au-dessus du nombril ; plus, je trouvai l'Hypocondre droit dur presque comme une pierre. J'observai aussi une dureté grosse comme un œuf de poule, à la région de la Ratte ; la Malade continuoit toûjours à vomir tous les deux jours ; elle vomit pour la deuxiéme fois, cette même matiere sanguinolente, noirâtre & huileuse, qu'elle avoit renduë cy-devant. Le pous tomba par momens & la Malade mourut le 23 May 1750. ayant la main & le pied droits enflez.

Ouverture du Cadavre.

Six heures après que la Malade fut

morte, j'ouvris le bas-ventre; il se présenta d'abord la petite extrêmité de l'Eſtomac *A. Planche* 7. qui deſcendoit en-devant obliquement, & qui étoit ſitué preſque au milieu de l'Epigaſtre. Je rémarquai enſuite au travers de *l'Epiploon*, un corps blanc *B*. à peu près comme un petit Boudin, de la longueur de deux pouces, ſur un pouce & demi de large. Cette Tumeur n'étoit autre choſe que le Pylore endurci & obſtrué. J'ouvris avec peine cette Tumeur, dont le dedans exhaloit une puanteur horrible; car la partie ſupérieure étoit toute ulcerée & preſque livide. Toutes les parties du Bas-ventre étoient atrophiées.

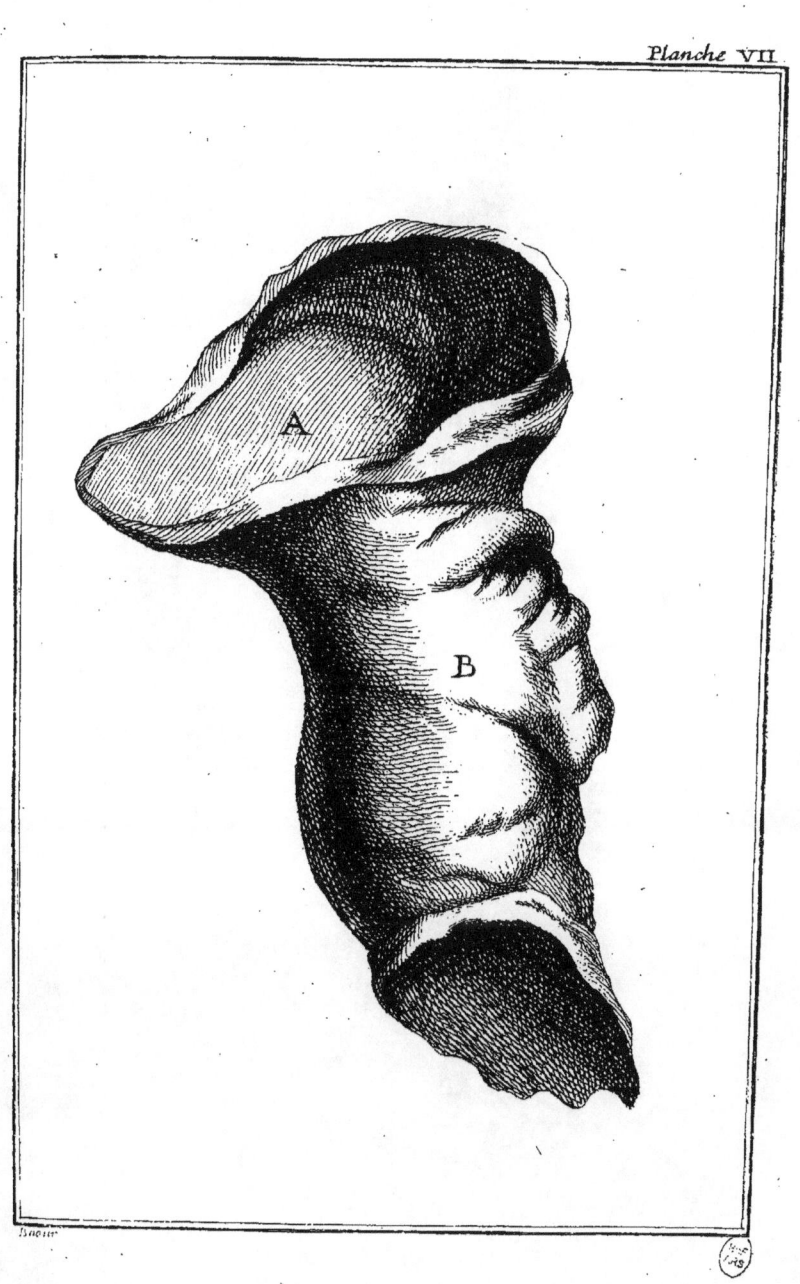

Planche VII.

RESULTAT.

IL est certain par ces Ouvertures des Cadavres, que le Pylore se durcit & s'obstruë entiérement. Il paroît que la cause originaire a été dans un de ces Malades, Observ. 1. l'habitude que son Mêtier lui avoit fait prendre d'avoir toûjours le corps panché sur le côté droit, ce qui peut avoir donné lieu aux Parois du Pylore, de s'approcher & de se coller ensemble; & dans l'autre Malade, Observ. 2. les coliques d'Estomac presque continuelles. Il résulte du narré historique de ces Observations, qu'un vomissement habituel, joint à un serrement de ventre, & sur tout à une dureté qu'on rémarque à la région du Pylore, peuvent être les signes de cette

Maladie, dont le pronostic & la cure sont à peu près les mêmes que ceux du Fongus *ou* Champignon né *sur l'intestin* Duodenum *de l'Observation suivante.*

Tumeur Skirreuse, ou sorte de Champignon né sur l'Intestin Duodenum.

OBSERVATION.

LE nommé Belle-fin, Soldat du Régiment de Picardie, entra à l'Hôpital Militaire de Perpignan le 15 Décembre 1737. pour un vomissement habituel qu'il avoit depuis sept mois, & qu'on n'avoit jamais pû arrêter. Le Malade étoit maigre & fort pâle, il n'alloit jamais à la selle, il avoit le

Planche VIII.

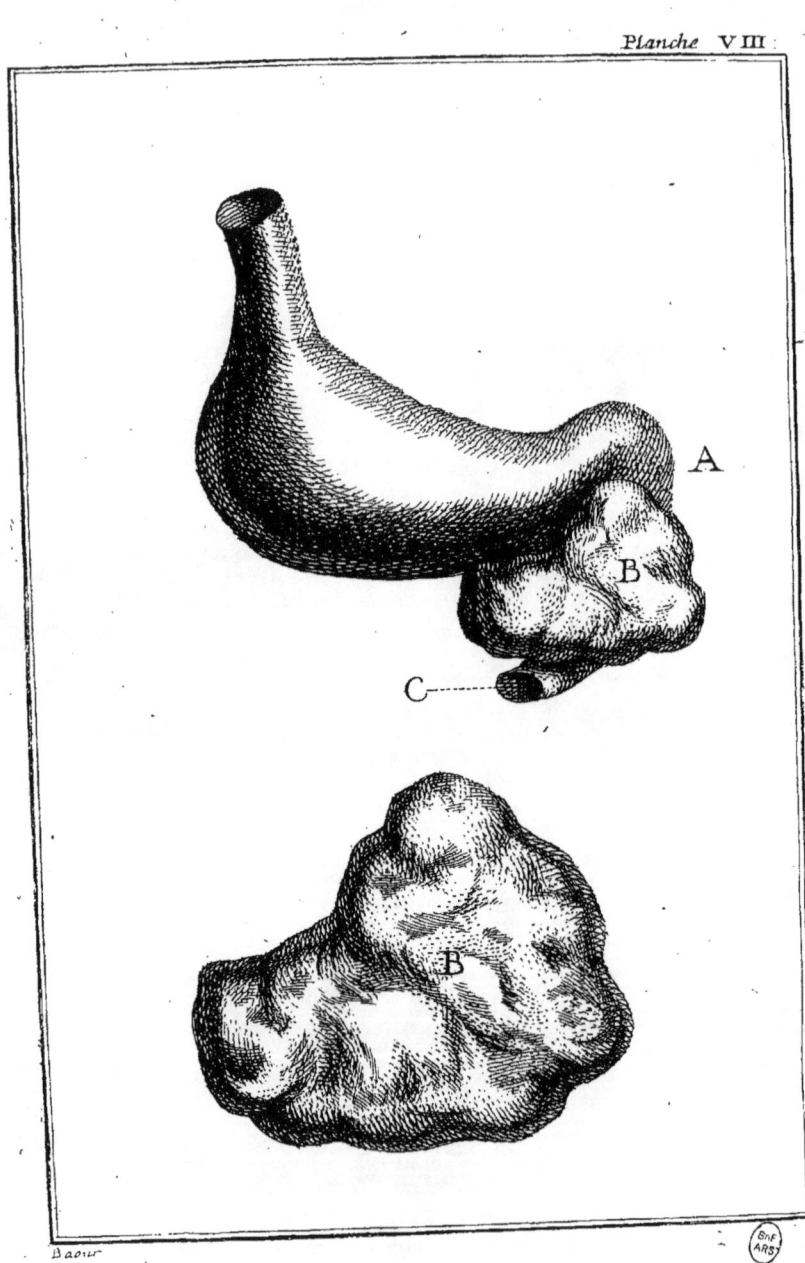

pous petit, lent & languissant ; en lui tâtant le bas-ventre, je trouvai une dureté comme un œuf de poule, qui se faisoit sentir deux travers de doigt au-dessus du nombril, un peu à côté tirant vers le Foye. Le Malade traîna avec beaucoup d'angoisses jusqu'au 2 Février 1738. qu'il mourut.

Ouverture du Cadavre.

J'ouvris le bas-ventre du Cadavre, je trouvai près de l'orifice inférieur de l'Estomac *A. Planche* 8. un corps blanchâtre, *B.* dur, presque triangulaire, applati & collé fortement contre l'Intestin *Duodenum*, *C.* d'où je ne pûs le détacher qu'en enlevant une portion de l'Intestin. Cette excroissance ou maniere de Champignon *B.* avoit deux

OBSERVATIONS

pouces deux lignes de long, sur un pouce neuf lignes de large.

RESULTAT.

IL résulte de l'Observation précedente, que l'orsqu'un Malade a un vomissement habituel & qu'on trouve en tâtant le ventre, une dureté considérable, deux travers de doigt au-dessus du nombril, un peu à côté tirant vers le Foye, on doit soupçonner une Tumeur Skirreuse ou sorte d'excroissance près le Pylore. Il résulte qu'on doit fondre cette Tumeur ou excroissance, en la ramolissant tout d'abord par des Bains domestiques, & ensuite par des Remédes apéritifs, ce qui m'a réussi quelques fois à la naissance du mal; car ce n'est que dans son commencement que cette Maladie peut être *guérie.* Il résulte enfin de cette Observation, que le vomissement produit par de telles Tumeurs, lorsqu'il est invétéré, est ordinairement hors de guérison; il faut donc dans ces cas (ainsi que dans tous les maux incurables) plûtôt flâter & pallier le mal, que le combattre de vive force, & l'on a par une cure palliative, tirée sur tout d'un régime sobre, la consolation de faire vivre des Malades pendant des années.

Intestins percez par des Vers.

OBSERVATION.

UN Negre à Cayenne, âgé d'environ 18 ans, après avoir été fatigué de mouvemens convulsifs en divers endroits du corps, avec des douleurs de colique, tomba enfin dans une convulsion universelle, ou dans un vrai *Tethanos*, auquel sont sujets les Negres en ce Pays-là. La roideur des membres ne fut pas continuellement soûtenûë ; les mouvemens convulsifs vinrent de nouveau & même plus forts qu'ils n'avoient été cy-devant, & qui emporterent le Malade en dix jours, le mois de Juin 1723.

Ouverture du Cadavre.

J'ouvris le Cadavre, je ne vis rien dans le Cerveau. Je trouvai dans les Intestins, des pelotons de Vers ronds & longs. Je rémarquai l'Intestin *Colon* percé en quelques endroits, par ces Vers, qui servoient de tampon à ces ouvertures.

j'ai observé

J'ay observé plusieurs fois à Cayenne le fait que je viens de rapporter. J'ay vû aussi en Roussillon, les Intestins des Cochons souvent percez par des Vers.

RESULTAT.

IL paroit que l'amas des Vers trouvez dans les Intestins, & qui avoient même percé le Colon, étoient la cause de la douleur du ventre & des mouvemens convulsifs qui ont été suivis de la mort, ainsi qu'on le rémarque quelquefois aux Enfans attaquez de la même Maladie. De cette Observation il est aisé de conclure que les tranchées ou les douleurs du ventre joints à des mouvemens convulsifs qui viennent par reprises, peuvent être des signes des Vers dans les Intestins. J'infere enfin de cette Observation qu'on ne doit avoir d'autre vûe que celle de détruire la matiere vermineuse par des Remédes Anthelminthiques ou contre Vers. J'ai éprouvé souvent d'heureux succès du Scordium en poudre dans des affections vermineuses.

Inflammation gangréneuse du bas-ventre, à la suite d'une Colique.

OBSERVATION.

LE nommé Saint Antoine, Soldat au Régiment de Lyonnois, jeune & vigoureux, eut une Colique intestinale le 12 Septembre ; on lui donna de l'Orvietan qu'on avoit acheté d'un Charlatan, mais voyant que le Malade souffroit toûjours, on crût devoir le conduire à l'Hôpital trois jours ensuite le 15 Septembre 1749. il avoit le ventre tendu & très-douleureux, ensorte qu'il ne pouvoit pas souffrir qu'on le lui touchât, sur tout au nombril. Il avoit le pous petit, les extrêmitez froides, & une sueur froide. Il fut saigné avec autant de celérité que le pous le permit ; on appliqua au bas-ventre une embrocation avec d'huile de Lys, & on y mit le marc d'une fomentation émolliente. Je vis le soir du même jour, que la douleur du ventre avoit diminué (ce qui me fit augurer mal) parce que les autres symptômes persistoient toûjours. Le lendemain, à ma visite du matin, je trouvai le Malade glacé dans toute l'habitude du corps, sans pous, sans parole, avec un ventre extrêmement gros & il mourut presque sur le champ le 16 Septembre 1749.

Ouverture du Cadavre.

Dès qu'on eut percé le Peritoine, il sortit beaucoup d'eau verdâtre & très-puante, après quoy on vit *l'Epiploon* d'un rouge livide. La partie des boyaux qui regarde *l'Epiploon* étoit aussi d'un rouge livide. Les Intestins étoient collez ensemble les uns aux autres. L'Estomac étoit de la même couleur que les boyaux. Le Foye étoit extrêmement dur & de couleur d'ardoise.

RESULTAT.

IL résulte de l'ouverture du Cadavre, des nouvelles preuves qui confirment les découvertes si interessantes des fidéles Observateurs ; sçavoir, que lorsque dans une Colique, le bas-ventre est tendu, douleureux avec fiévre, il y a inflammation ; que de plus si le Malade devient froid, s'il a le pous petit, si la douleur diminue, l'inflammation est consommée & a tourné en gangrène : il faut donc prévenir ou reprimer l'inflammation dès le premier instant de son prélude par la saignée faite, sur tout de bonne heure & réiterée courageusement; car la nécessité de ce Reméde est pressante, & la lenteur ou la timidité dans ses commencemens très-pernicieuses.

Diaphragme, Poûmon & Foye percez à la fois d'un coup d'épée.

OBSERVATION.

LE nommé la Sonde, Soldat du Régiment de Mailly, âgé de 21 an, reçut le 28 Octobre 1750. au soir un coup d'épée pénétrant à la région de la Poitrine au côté droit, quatre travers de doigt au-deſſous du Mammelon, un peu obliquement, tirant ſur le devant, entre la quatriéme & la cinquiéme des vrayes côtes. D'abord il fut ſaigné trois fois au Quartier & panſé avec du charpy ſec. Le lendemain matin il fut tranſporté à l'Hôpital Militaire de Perpignan; on dilata la playe d'où il fortit environ une écuélée de fang grûmelé; il fut faigné trois fois pendant la matinée, mais il ne fortoit prefque pas du fang. Sur les trois heures du foir, je vifitai le Malade que je trouvai fort oppreffé, froid des extrêmitez avec un pous très-petit, fe plaignant d'une douleur à l'endroit de la playe, & fur tout au bas de l'Hypogaftre. J'augurai fa mort prochaine & certaine; en effet, il mourut une heure après que je l'eus vifité, ou dix-neuf heures après avoir reçû le coup d'épée, le 20 Octobre mil fept cens cinquante.

Ouverture du Cadavre.

On trouva au Cadavre une playe qui pénétroit dans la capacité de la Poitrine. Après avoir levé le *Sternum*, le Lobe droit du Poûmon parut percé à l'endroit où il est couché sur le Foye. Il y avoit beaucoup de sang extravasé dans cette cavité droite. De plus je rémarquai le Diaphragme ouvert à côté du centre nerveux; cette ouverture du Diaphragme se continuoit jusques au grand Lobe du Foye qui étoit aussi percé. Cette playe étoit de la grandeur de six lignes; je trouvai par la sonde, qu'elle profondoit de trois pouces. Le bas de l'Hypogastre étoit tout plein de grumeaux de sang.

Je n'ai observé qu'une fois le fait que je viens de rapporter.

RESULTAT.

IL est certain par l'ouverture du Cadavre, que le grand épanchement de sang dans la Poitrine, occasionné par le coup par le coup d'Epée, a suffoqué en très-peu de tems le Malade. Il est évident aussi que le Poûmon, le Foye (& sur tout le Diaphragme) qui avoient été blessez, rendoient encore la Maladie mortelle. Cette Observation prouve de plus, que le Diaphragme peut être percé sans que le hoquet survienne, & que ce n'est sans doute, que lorsque le centre nerveux est lezé, que le Malade est atteint de cette Maladie, & par là cette Observation & la suivante ne se croisent nullement.

Inflammation du Diaphragme.

OBSERVATION.

LE nommé Saint Antoine, Soldat du Régiment de Mailly, âgé de 23 ans, d'une constitution maigre, est entré à l'Hôpital Militaire de Perpignan le 10 Octobre 1750. pour une fiévre-tierce intermittante dont il fut guéri. Après plusieurs jours de convalescence, il rentra à la salle des fiévreux dudit Hôpital, avec un cours de ventre, inflammation à la gorge & des boutons par tout le corps qui disparurent dans 24 heures. D'abord il fut saigné & il prit quelques prises de *Diascordium*; on repeta la saignée pendant trois fois & l'usage du *Diascordium*, auquel j'ajoûtai tous les soirs un demi grain de *Laudanum*. Tout cela ne produisit aucun soûlagement, au contraire le Malade alla de pis en pis, car le hoquet survint au quatriéme jour de la réchûte. On fit ressaigner le Malade petitement & à differentes reprises, à cause de sa foiblesse, car il avoit le pous petit & même convulſif. On preſcrivit une potion avec l'Huile d'Amandes douces & le ſyrop de Pavot blanc ; mais voyant que le hoquet & le cours de ventre s'opiniâtroient toûjours, on ajoûta à la potion un grain de *Laudanum*. On inſiſta à ce Reméde, à des petites ſaignées faites de loin à loin, à des fomentations émollïantes qu'on appliquoit au bas-ventre, qui étoit tendu quoique applati & fort douleureux ; car le Malade ſe plaignit toûjours d'une douleur au bas de l'Hypogaſtre, juſqu'à ſa mort qui arriva le 12 Novembre 1750.

Ouverture du Cadavre.

Après avoir ouvert le Cadavre, je vis le Diaphragme d'un rouge foncé, sur tout du côté du Foye, car du côté de la Ratte il étoit moins rouge de même que le centre nerveux. Le Foye avoit un volume énorme. Les Intestins étoient dans l'état naturel. Le Rein gauche étoit fort grand. Le Rein droit étoit très-petit, n'ayant guére plus de deux pouces de long. Je trouvai dans le Bassinet, trois petites pierres 1. 2. 3. *Planche* 9. comme de Lentilles, séparées l'une de l'autre, & enchassées chacune dans un petit creux formé dans la substance du Rein.

RESULTAT.

IL est évident par l'ouverture du Cadavre que le Diaphragme étoit enflammé. Il paroit certain que le Hoquet étoit une suite de cette inflamma-

ANATOMIQUES.

tion, qu'on doit toujours soupçonner, lorsque le Hoquet est accompagné, sur tout de douleur à l'Epigastre, de dévoyement ou de vomissement, & qu'il s'opiniâtre malgré l'usage des Remedes les plus convenables. Il est probable par le narré historique, que l'inflammation du Diaphragme a été faite dans le Malade qui fait le sujet de cette Observation par Métastase, c'est-à-dire, que l'inflammation du Gosier & les Boutons semez par tout le Corps ayant disparu, dès lors cette humeur se seroit jettée sur le Diaphragme où elle auroit produit une inflammation. Il resulte enfin de cette Observation, que l'inflammation du Diaphragme est souvent au-dessus des ressources de l'art, attendu que le Malade cy-dessus est mort, quoique plusieurs saignées ayent *été faites avec célerité, & qu'on ait employé beaucoup de Narcotiques & des Remédes huileux, mais nul Remede ne réuſſit toûjours.*

Abſcès au Foye.

OBSERVATION.

LE nommé la Tulipe, Soldat du Régiment de Lyonnois, âgé d'environ 22 ans, eſt entré à l'Hôpital Militaire de Perpignan le 31 May 1750 avec une jauniſſe inveterée depuis deux ans, & un petit ulcere à la jambe, qui ſe deſſecha dans trois ſemaines. Cet ulcere ayant été guéri, il ſurvint un cours de ventre, lequel s'opiniâtrant toûjours on fit paſſer le Malade de la Salle des bleſſez au Quartier du Médécin. Dès-lors je commençai à le viſiter ; je remarquai que le ventre étoit tendû & douleureux ; que le Malade étoit toûjours couché ſur le dos; qu'il avoit une petite fiévre, & qu'il étoit fort extenûé. Je fis d'abord ſaigner le Malade pluſieurs fois avec beaucoup de ménagement ; je preſcrivis quelques priſes de *Diaſcordium* auquel je faiſois ajoûter un grain de *Laudanum*, le ſoir. On fit auſſi une embrocation d'Huile de Lys au bas-ventre, où l'on appliqua auſſi des feüilles de mauve pourries. Malgré tous ces ſécours le Malade alla de pis en pis juſqu'à ce qu'il mourut le 31 Juillet 1750.

OBSERVATIONS

Ouverture du Cadavre.

Le bas-ventre ayant été ouvert, je trouvai un abscès au grand Lobe du Foye, à sa partie externe, où il s'étoit fait comme une poche dans laquelle quatre doigts entroient librement. Le pus étoit blanc; j'en trouvai beaucoup d'épanché dans la cavité de l'Abdomen du côté de la Ratte. L'*Epiploon* étoit presque tout entier. Les Intestins que j'ouvris pour examiner le dedans, n'étoient nullement alterez. La Ratte & les Reins étoient dans l'état naturel.

RESULTAT

DE ces faits, on ne peut s'empêcher de conclure que la douleur, la tension, le gonflement à l'Hypo-
condre

condre droit, joints à un pous dur, fréquent, & à une difficulté de se coucher sur le côté droit, marquent une inflammation du Foye qui dégenere ordinairement en un Abscès. Il paroit que dans le Malade en question, l'Abscès ou la Purulence du Foye a peu se former, dès que l'Ulcére qui étoit à la Jambe se dessecha & disparut entiérement. D'où il resulte qu'on doit entretenir & rappeller même certaines incommodités habituelles lorsqu'elles se supriment. Il s'ensuit enfin de cette Observation qu'on doit guérir tout d'abord l'inflammation du Foye par les Remédes Antiphlogistiques, principalement par la saignée faite avec celerité ; car ce n'est que par la promptitude des secours qu'on évite de plus grands ravages.

Pierres dans les Reins.

OBSERVATION I.

LE nommé la Douceur, Soldat du Régiment Royal-Marine, est entré à l'Hôpital Militaire de Perpignan le mois de Janvier 1727. avec une suppression d'urine, des vomissemens & des vives douleurs à la region lumbaire, qu'il sentoit, disoit-il, depuis long tems. On mit en usage des saignées, des demi-bains, des Narcotiques, des Remédes huileux sans aucun succès ; le Malade avoit toûjours des vives douleurs ; il maigrissoit à vûë d'œil ; le pous devint petit de jour en jour : enfin il mourut tout décharné,

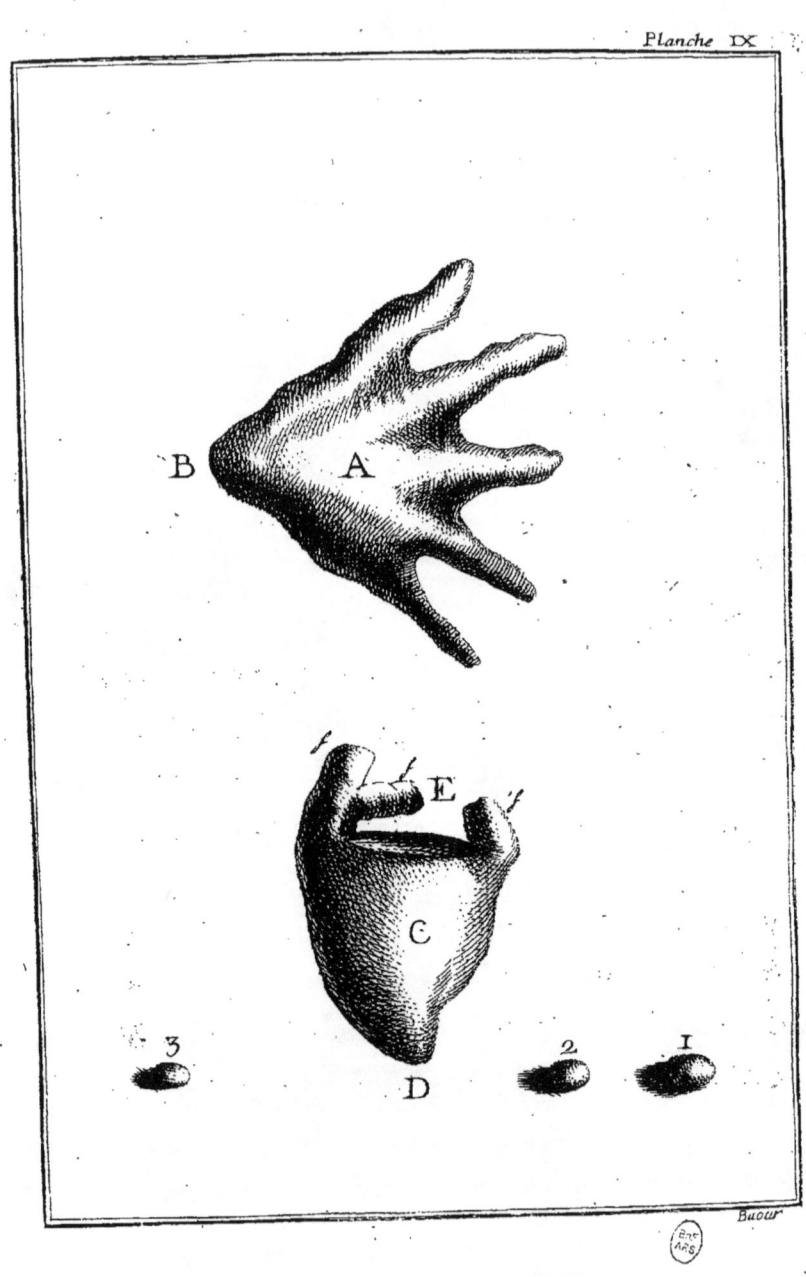

sans faire le moindre mouvement, le sept Avril mil sept cens vingt-sept.

Ouverture du Cadavre.

J'ouvris le Cadavre, je trouvai dans le Rein gauche une pierre à plusieurs angles, faite en main ouverte *A. Pl.* 9. grande comme nature, qui s'étoit moûlée dans le Bassinet, dont la partie plus étroite *B.* bouchoit le commencement de l'Urétere. On remarqua l'Urétere gauche presque à demi pourri.

OBSERVATION II.

UNe Femme Couturiére, âgée de 50 ans, après avoir essuyé pendant près de quatre ans, des vives douleurs aux Lombes du côté droit &

ayant employé inutilement diférens Remédes, comme saignées & beaucoup d'Huile d'Amandes douces, de Bains domestiques, du Syrop de Pavot blanc, du Baume de Copahu & plusieurs autres, tomba dans un Marasme universel. Les Urines couloient toujours presque goutte à goutte. Enfin la Malade épuisée par la douleur & par les veilles, s'affoiblit de jour en jour, & se dessecha jusqu'à ce qu'elle s'éteignit le mois de Mars 1750.

Ouverture du Cadavre.

Après avoir ouvert le Bas-ventre, on rémarqua le Rein gauche plus gros que dans l'état naturel. Le Rein droit étoit fort petit. On trouva dans le

Baſſinet du Rein droit une Pierre C. *Planche* 9. dans ſa grandeur naturelle, qui avoit en quelque ſorte la figure d'un Cœur, dont la pointe D. étoit engagé dans l'Urétere. On voyoit à la baſe qui étoit un peu creuſe en entonnoir E. trois éminences ou trois mammelons, F. F. F. Enfin cette Pierre étoit ſabloneuſe & ſe briſoit facilement avec les doigts.

RESULTAT.

CES Obſervations ſont des nouvelles preuves, qui confirment qu'on trouve des Pierres de diverſes figures dans les Reins, tant des hommes que des femmes, & nous décelent auſſi qu'elles s'y accroiſſent & groſſiſſent quelquefois à un certain point qu'elles ne sçauroient en sortir, ce qui doit causer une mort assurée. Enfin, les trois Pierres 1. 2. 3. Planche 9. (rapportées dans l'Observation de l'inflammation du Diaphragme) trouvées enchassées dans le Rein, doivent être regardées comme les noyaux, ou les semences de ces Pierres, qui, une fois détachées & conduites dans la Vessie, s'y seroient probablement grossies de plus en plus, & auroient formé des calculs plus remarquables.

Tubercules abscedez des Reins.

OBSERVATION.

LE nommé Saint François, Soldat du Régiment de Bourgogne, âgé de 20. ans, entra à l'Hôpital

Militaire de Perpignan le 6. Mars 1750. se plaignant qu'il avoit beaucoup de peine à uriner, qu'il lui sembloit qu'on lui arrachoit le ventre quand il vouloit lâcher de l'eau & qu'il sentoit une douleur vive au Pubis. En effet, je trouvai l'endroit du Pubis un peu tendu & douloureux quand je lui touchai; il avoit aussi la fiévre. Plusieurs saignées furent faites tout d'abord. On appliqua des feuilles de Mauve pourries sur la partie malade. On ordonna la décoction d'*Althea* pour boisson ordinaire, & d'Huile d'Amandes douces plusieurs jours de suite. Au bout de quelques jours le Malade urinoit sans peine & en abondance. La fiévre se ralluma derechef, le Malade devint assoupi & fort abbatu. Il fut saigné, & il parût être mieux après la saignée. Quelques jours après je remarquai le pous dur, fréquent. L'Urine étoit chargée de quelque peu de Pus. Le Malade avant d'uriner avoit quelque peine, mais une fois qu'il avoit commencé, il urinoit tout de suite. J'Observai toujours une fiévre lente. Dans la suite je ne vis rien dans l'urine. Le Ventre & le Pubis étoient souples. Il survint un dévoyement qu'on tacha de moderer pendant plusieurs jours, par l'usage du *Diascordium*, mais inutilement ; le ventre couloit toûjours, le Malade s'affoiblissoit ; il se plaignit même, deux jours avant la mort, d'une douleur vive dans tout le ventre, car à peine pouvoit-il souffrir qu'on lui touchât ; enfin le Malade tomba dans un assoûpissement, il devint froid des extrêmitez trémitez & mourut le 11 Avril 1750. un mois & dix jours après son entrée à l'Hôpital.

Ouverture du Cadavre.

J'ouvris le Cadavre, je trouvai un peu d'eau épanchée dans le bas-ventre ; je fouillai dans la Vessie, je n'y trouvai rien, ni au dedans ni au dehors ; je rémarquai beaucoup de pus ramassé dans le fond du bassin entre le *Rectum* & la Vessie ; j'essuyai avec une éponge cet endroit-là, mais je ne vis ni ulcére ni aucune trace d'abscès, je pensai que je trouverois peut-être la source de cette purulence dans l'intérieur des Reins où je n'y rémarquai rien ; mais je fus tout étonné de trouver quatre petits abscès au-dehors des

Reins, de la grosseur d'une féve; ils avoient les bords calleux; ils étoient presque superficiels, si on en excepte un qui étoit creux de plus de quatre lignes, mais aucun de ces abscès ne penétroit dans la cavité des Reins. De plus, je vis à la partie moyenne extérieure du Rein droit, deux Tubercules ou petites Tumeurs skirreuses qui n'étoient pas percées, mais dès que je les eus ouvertes, je trouvai du pus en-dedans. Le reste de la surface des Reins étoit assés lisse & polie; je ne trouvai rien plus de particulier dans tout le bas-ventre.

Je n'ai observé qu'une fois le fait que je viens de rapporter.

RESULTAT.

Il résulte de l'ouverture du Cadavre, qu'il se forme aux Reins, de même qu'aux Poûmons, differentes sortes de Tubercules. Il est constant que quelques particules du pus des Tubercules abscedez s'etoient filtrées à travers la substance des Reins dans le Bassinet où elles avoient coulé avec l'urine. Il paroit enfin que la paucité des urines purulentes rendües par boutades, jointe à la fiévre lente, peut-être aussi à la difficulté d'uriner & à une douleur gravative des Reins, peuvent faire soupçonner cette Maladie, qui doit être traitée comme les Tubercules des Poûmons, tantôt par des fondans appropriez, capables de diviser la matiére *gipseuse des Tubercules cruds ; tantôt par des Remédes propres à déterger & consolider les Tubercules abscedez, ainsi que nous l'avons dit en parlant des Tubercules cruds du Poûmon*, page 124.

Urine enkistée entre les deux Membranes de la Veßie.

OBSERVATION.

LE Sieur *** âgé de près de 50 ans, ayant eu diverses fois, des suppréssions d'urine sans presque pas de douleur, s'avisa de prendre des eaux minerales-vitrioliques ; ces eaux n'ayant point passé, le ventre ou pour mieux dire, tout l'Hypogastre devint gros comme la tête d'un enfant, avec une suppression totale d'urine. On fonda cet homme, l'urine ne coula pas du tout ; on jugea à propos de donner un coup de Trocar à l'Hypogastre, à l'endroit où est située la Vessie ; dès-lors l'urine coula abondamment & le ventre s'abaissa. On répeta cette ponction à mesure que l'urine se supprimoit & que le ventre grossissoit; ce qui fut pratiqué quatre fois pendant l'espace de quinze jours, au bout desquels le Malade, après avoir vomi un peu, tomba dans un assoupissement dans lequel il mourut le mois de Mars mil sept cens trente-neuf.

Ouverture du Cadavre.

Ayant fait l'ouverture du bas-ventre & coupé le Peritoine en quatre parties, il se présenta d'abord la Vessie extrêmement gonflée ; on l'ouvre, on l'examine, on n'y trouve rien dans la cavité ; on rémarqua que l'urine étoit déposée entre la duplicature de la Vessie, c'est-à-dire, entre ses deux membranes propres, qui s'étant détachées l'une de l'autre, avoient formé comme un sac ou *Kiste*. Ces deux Membranes étoient fort blanches. Les uréteres étoient plus gros qu'ils ne sont naturellement.

Je n'ay observé qu'une fois le fait que je viens de rapporter.

RESULTAT.

IL est certain par cette Observation, qu'on peut avoir une suppression d'Urine, & l'Hypogastre fort gros,

ANATOMIQUES.

sans qu'il y aye rien dans la cavité de la Vessie. Il paroit qu'on peut conjecturer cette Maladie si singuliere, si après avoir sondé le Malade, l'Urine ne coule pas, & l'Hypogastre reste tendu. Enfin il semble qu'après avoir fait couler l'Urine, par la ponction faite avec le Trocar; on peut tenter (s'il est possible) la cure éradicative par des Remédes dessicatifs pris dans la diette la plus tenu & la plus dessechante. Les sudorifiques, le bain de sable, par exemple, & autres semblables sécours pourroient être employez utilement.

Fongus *au col de la Vessie.*

OBSERVATION.

LE nommé la Vigne, Soldat du Régiment de Nivernois, âgé de 47 ans, est entré à l'Hôpital Militaire de Perpignan le 18 Décembre 1751. attaqué d'une suppression d'urine avec douleur & tension au *Pubis*, & en partie au bas-ventre. Il fut saigné d'abord trois fois ce jour-là; il prit une potion faite avec l'huile d'amandes douces, le syrop de pavot blanc & l'eau de lys; on appliqua sur le ventre le marc d'une fomentation émolliente; il fut ressaigné encore trois fois le lendemain & on répeta les mêmes Remédes.

médes. Au bout de trois jours le ventre s'amollit & le Malade commença à uriner. Depuis ce tems-là, il ne peut retenir son urine qui couloit toûjours involontairement sans douleur. De plus, les jambes & les pieds sont devenus maigres & comme décharnez & sont restez sans mouvement, ensorte qu'il ne pût nullement les mouvoir; il sentoit néanmoins quand je le pinçois. Dès-que j'eus rémarqué cette paralisie aux jambes, j'ordonnai l'infusion de fleurs de Romarin & de Sauge, pour boisson ordinaire & trente gouttes de Baume de *Copahu* en *bolus* tous les jours. Trois mois & demi après son entrée à l'Hôpital, il se plaignit d'une douleur au côté droit de la Poitrine, vers la derniere des fausses côtes, qui fut suivie d'une toux, de crachats purulens & de fiévre. Huit jours enfuite la fiévre étoit un peu tombée & il ne crachoit presque plus (c'étoient quelques Tubercules du Poûmon qui avoient suppuré.) Après quelques jours de calme, la fiévre se ralluma, la toux parut fâcheuse & ménaçante, la respiration gênée & le Malade s'affoiblit par momens & s'éteignit pour ainsi dire, le 18 Avril 1752.

Ouverture du Cadavre.

J'ouvris le Cadavre, j'examinai la Poitrine, je trouvai les deux Lobes du Poûmon très-adhérans à la Plévre & tous parsemez de Durillons ou Tubercules de diverses grosseurs, dont quelques-uns étoient pleins d'une matiére purulente. J'ouvris ensuite le bas-ventre, je coupai les Reins par le milieu

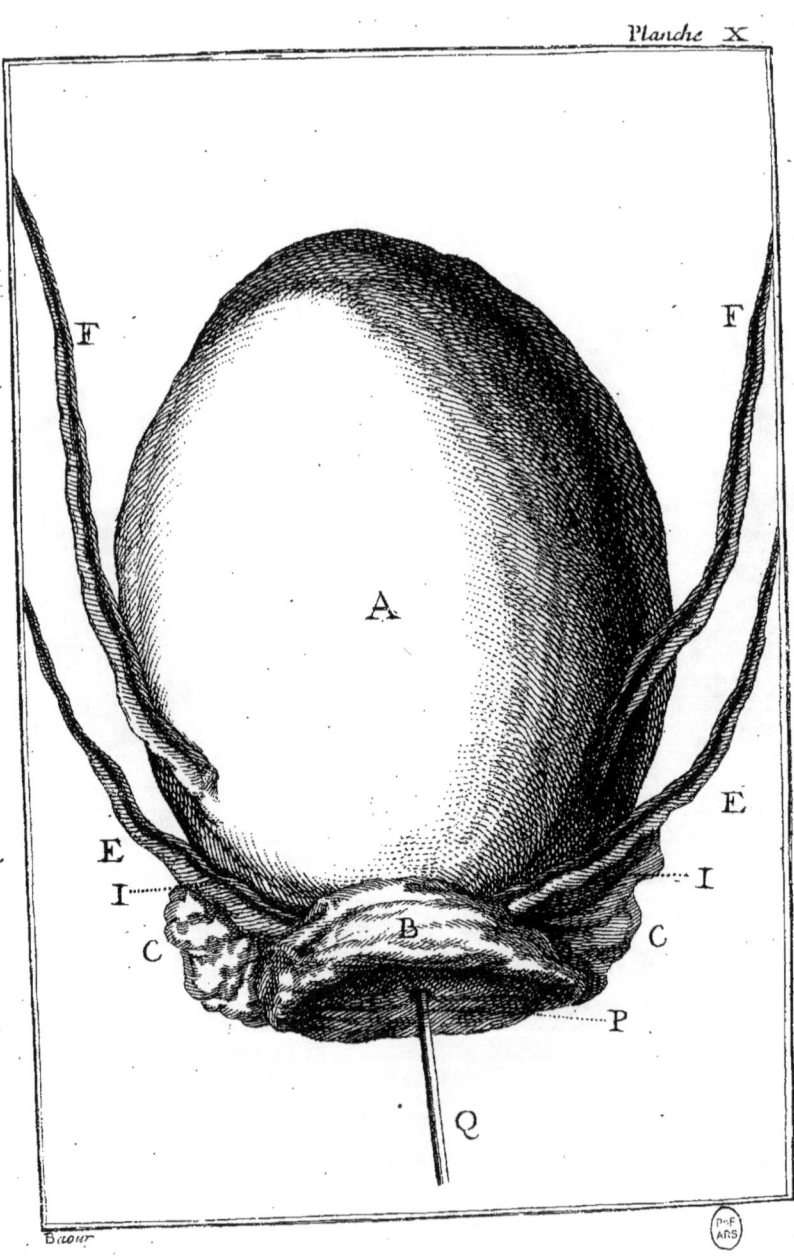

Planche X.

où je ne trouvai rien de particulier, non plus qu'au Foye & à la Ratte. Je foüillai dans la Vessie *A. Planche* 10. qui étoit fort distenduë par l'urine qui y étoit dedans. Je trouvai à la racine de la Verge sur le *Sphincter*, au commencement de l'Uretre, un corps dur, charnu, gros comme un petit œuf de poule, *B.* Je le coupai par le milieu & je vis le dedans qui étoit fait d'une matiére blanche, plâtreuse. Les deux Prostates *I. I*, de même que les Vésicules séminaires *C. C*, étoient aussi très-dures. La cavité de la Vessie *A*, n'offrit rien de singulier. *P*, est l'endroit de la racine de la Verge qui a été coupée & par où l'on a introduit dans la Vessie *A*, le stilet *Q. E E* sont les Ureteres ; *F. F*, les Vaisseaux déferents.

Je n'ai observé qu'une fois le fait

que je viens de rapporter.

RESULTAT.

IL est évident par la présente Observation, qu'un Fongus *formé au col de la Vessie, peut causer une suppression d'urine & une Paralisie aux extrémitez inférieures en comprimant sans doute les nerfs qui se distribuent dans ces parties. Il est certain qu'une telle Maladie est mortelle, puisqu'il n'est pas possible de faire l'extirpation d'un* Fongus *placé si profondément & dans un endroit si dangereux. Les autres accidents qu'a essuyé le Malade pendant le cours de la Maladie, comme la douleur de côté, la toux, la fiévre, les crachats purulents, tout cela est le produit des Tubercules abscedez du Poûmon, observez à l'ouverture du Cadavre.*

Inflammation gangréneuse de la Vessie, pour avoir pris interieurement des Cantharides

OBSERVATION.

LE Sieur * * * habitant dans les Pyrenées, âgé d'environ 60 ans, bien constitué & robuste, vint à Perpignan le mois de Juillet 1743. il prit des Cantharides en poudre pour s'encourager & s'animer à l'acte venerien; dès le soir il eut une douleur à l'Hypogastre avec une peine extrême d'uriner. Le lendemain 26. Juillet au matin je fus appellé pour le visiter. Je trouvai le Malade froid par tout le corps, avec une sueur gluante; il n'avoit quasi pas de pous, les extrémitez étoient glacées & d'une couleur livide, le ventre gros, tendu. Après plusieurs questions que je lui fis, il me dit à l'oreille, qu'il avoit pris la veille une dragme de poudre de Cantharides pour se donner de l'ardeur auprès d'une femme qui lui avoit donné un rendez-vous à Perpignan. Je jugeai que le Malade n'iroit pas loin; je lui fis administrer les Sacremens; je le pressai de mettre ordre à ses affaires; il mourut cinq heures après ma visite le 26 Juillet 1743.

Ouverture du Cadavre.

J'ouvris le bas-ventre du Cadavre, je vis la partie du Peritoine qui regarde la région Hypogastrique, d'un rouge livide. La Vessie étoit fort distenduë d'un rouge foncé dans le fond & sur tout au col. La cavité de la Vessie étoit toute livide, c'est-à-dire, toute gangréneuse.

RESULTAT.

CE Fait confirme ce que d'habiles Observateurs ont rémarqué, que les Cantharides prises interieurement, attaquent par preference & pour ainsi dire comme par choix la Vessie. Il prouve aussi que la trop grande quantité de Cantharides que le Malade avoit avalé, avoit causé d'abord une grande inflammation qui a été suivie de la gangrène & d'une mort précipitée. J'ai guéri deux Infirmiers de l'Hôpital Militaire de Perpignan (qui avoient bû de l'Hydromel où l'on avoit mis à leur insçû, des Cantharides en poudre,) par une Ptisanne émulsionnée ; force huile de lin & d'amandes douces & la saignée.

Hydropisie de l'Ovaire.

OBSERVATION.

Madame *** veuve, âgée d'environ quarante-cinq ans, d'un tempéramenr mélancolique, épuisée depuis un an, par des accidens hystériques & par beaucoup de Remédes, me fit prier de la voir ; je la trouvai un peu oppressée, avec une fiévre lente, les pieds œdémateux, se plaignant d'une douleur vive à la région Hypogastrique du côté droit de l'Hypogastre, presqu'au tre, presqu'au bas; elle ne fit que languir pendant dix jours que je la visitai, au bout desquels elle mourut le 26 Septembre 1727.

Ouverture du Cadavre.

J'ouvris le Cadavre, je ne trouvai rien de remarquable à la Poitrine. A l'ouverture du bas-ventre, je vis avec surprise, pour la premiere fois, à l'Ovaire droit six Hydatides remplies d'une liqueur claire, jaunâtre, dont trois égaloient par leur grosseur, un gros œuf de Pigeon, & les autres trois étoient grosses comme une petite noisette. Plus, j'observai dans ce même Ovaire quelques autres Vésicules ou Hydatides de la grosseur d'un petit pois & nombre d'autres très-petites qui ne faisoient que commencer à se former. L'Ovaire gauche étoit dur, skirreux & le double plus grand que dans l'état naturel.

RESULTAT.

IL paroit par cette Observation, que les accidens que la Malade souffroit, étoient sans doute causés par l'hydropisie de l'Ovaire. Il résulte du narré historique de cette Observation, que l'enflure des pieds avec fièvre lente, difficulté de respirer, & sur tout une douleur fixe dans l'un des isles ou dans tous les deux, peuvent établir les signes diagnostics de cette maladie, & empêcher qu'on ne nage, dans l'incertitude à cet égard. Il est évident que cette maladie est incurable lorsqu'elle a *fait beaucoup de progrès; & si elle peut être guérie, ce n'est que dans les commencemens, en employant à peu près la même méthode que dans l'hydropisie du Péricarde; c'est pourquoi pour éviter les redites & la longueur, nous renvoyons à ce que nous avons déja dit page 79.*

Estomac cartilagineux.

OBSERVATION

LE nommé Duval, Soldat Invalide âgé de 75 ans, après avoir essuyé des douleurs Rheumatiques en différens endroits du corps, entra à l'Hôpital Militaire de Perpignan le 15 Octobre 1753. il se plaignoit d'une douleur d'eſtomac qui lui fit vomir par fois des glaires. Quelques jours enſuite il s'y joignit une toux ſéche & ſur tout une difficulté de reſpirer qui devenoit plus conſidérable, dès que le Malade crachoit ou faiſoit quelque mouvement du corps ; cette peine de reſpirer augmenta ſi fort, que le Malade fut obligé de reſter continuellement aſſis ſur ſon lit, ayant la tête panchée, pendant huit jours, au bout deſquels il mourut, ne pouvant ſe tenir couché ni d'un côté ni d'autre ; car il étouffoit dès-qu'il changeoit de ſituation. Il ſe plaignoit toûjours d'une douleur au bas du *Sternum* qui le preſſoit & qui l'étouffoit. Le pous étoit petit, un peu fréquent, mais égal. On tenta de petites ſaignées, quelques grains de *Kermes mineral*, force ſuc de bourrache, mais tout cela fut inutile, le pous devint plus petit de jour en jour, les extrémitez froides, les pieds œdémateux, & le Malade mourut suffoqué sans faire cependant le moindre mouvement le 27 Octobre mil sept cens cinquante-trois.

Ouverture du Cadavre.

J'ouvris d'abord la Poitrine, où après avoir bien examiné le cœur, le Pericarde & les gros troncs des Vaisseaux, je ne remarquai rien que le Poûmon droit très-adhérant à la Plévre. J'ouvris ensuite le bas-ventre & je fus surpris de trouver l'Estomac cartilagineux, car il avoit la consistance de la peau de Buffle passée ou conroyée ; il étoit même de l'épaisseur d'un pouce, du côté droit, en d'autres endroits moins. Le Pylore & l'Æfophage étoient libres, & étoient dans l'état naturel. Du refte l'Eftomac que je trouvai bourfouflé, étoit fouple, il avoit fa grandeur & fa figure naturelle de Cornemeufe. L'Arc du *Colon* étoit fort épais à la partie fupérieure. La Ratte étoit petite & flêtrie. Le Foye avoit fa couleur & fa grandeur naturelle, & les Reins auffi. J'obfervai au Rein droit deux Hydatides, l'une groffe comme un petit œuf de poule, & l'autre comme une groffe féve. Il n'y avoit rien dans la Véficule du fiel.

Je n'ai obfervé le fait que je viens de rapporter, que lorfque l'impreffion touchoit à fa fin, & par conféquent il n'a pas été poffible de placer cette Obfervation au commencement de cette fection où elle devoit être naturellement.

ANATOMIQUES.
RESULTAT.

IL est certain par l'ouverture du Cadavre, que l'Estomac étoit cartilagineux. Il est probable que l'oppression très-pressante qui fit périr le Malade, en étoit une suite, en empêchant le mouvement du Diaphragme un Estomac aussi compacte. Il est évident qu'une telle Maladie n'est pas guérissable, & que le Diorisme en est très-difficile. Ne pourroit-on pas soupçonner un mal si singulier, lorsqu'on voit un Malade qui se suffoque, qui est obligé d'être assis sur son lit, la tête panchée, avec un pous petit, fréquent, égal, qui se plaint d'une douleur vers le Cartilage Xyphoïde, qui le presse, qui l'étouffe; signes qui ne se remarquent pas tout-à-fait dans l'adhérance du Péricarde au cœur, avec laquelle cette Maladie paroit avoir quelque rapport.

SECTION IV.
DES OBSERVATIONS FAITES AUX EXTRE'MITEZ DU CORPS HUMAIN.

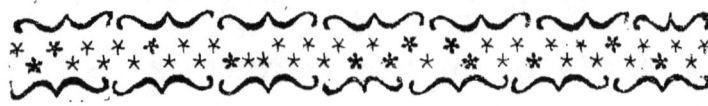
Artere du poignet, cartilagineuse.

OBSERVATION I.

LE nommé Joseph Cablat, enlevé du sein de sa famille, pour être Soldat dans les Milices, est entré à l'Hôpital Militaire de Perpignan, sur la fin de Novembre 1735. je le voyois toûjours

toûjours plongé dans une mélancolie profonde, même avec ceux de son Pays, bien qu'il fût autres-fois fort gay; quand je l'interrogeois, il me regardoit fixe sans rien dire, puis il répondoit deux ou trois mots; il n'avoit pas de fiévre, mais en lui tâtant le pous, je trouvai une dureté comme si c'étoit une petite corde remplie de nœuds que l'on touchât, ce qui me frapa. Le silence & la tristesse peintes sur le visage du Malade, faisoient sentir assés que tout n'étoit que chagrin & peines d'esprit, qu'on tâcha de combattre, mais inutilement; le Malade maigrit à vûë d'œil & mourut sans qu'on s'en apperçût, au bout de quinze jours le 15 Décembre 1735.

Ouverture du Cadavre.

J'ouvris d'abord la tête du Cadavre, à la maniere ordinaire, & je vis les Vaiſſeaux du Cerveau très-peu gonflez & preſque noirâtres. Je ne rémarquai rien de ſingulier dans la Poitrine, excepté une concretion Polypeuſe dans le Ventricule gauche du cœur. Les parties contenûes dans le bas-ventre étoient dans l'état naturel. La dureté extraordinaire que j'avois obſervée en tâtant le pous, me fit diſſequer l'artére du poignet, que je trouvai toute cartilagineuſe, ſemée par-cy par-là, d'anneaux & de cercles, ce qui formoit une eſpéce de trache-artére. L'Artére radiale & cubitale étoient un peu dures & cartilagineuſes, mais elles ne l'étoient pas tant que l'Artére du poignet. Cet état cartilagineux s'étendoit jusqu'à l'Artére Axillaire, & point au-de-là. L'Artére du poignet craquoit lorsque je la fendis en long.

OBSERVATION II.

LE nommé Saint Marc, Soldat du Régiment des Milices, entra à l'Hôpital Militaire de Perpignan, avec un fond de tristesse & un grand abbatement; il étoit toûjours couché sur son lit, quoiqu'on l'exhortat à se lever & à s'égayer avec ses Camarades; il étoit sans fiévre; en lui tatant le pous, je trouvai un pous raboteux avec des inégalitez qui résistoient au tact, comme si c'étoit une corde ou un petit bâton scabreux que l'on touchâl. Enfin le Malade, après avoir langui un mois dans cet état, c'eſt-à-dire, ne diſant rien, ne ſe plaignant de rien, toûjours couché ſur ſon lit, toûjours morne, paroiſſant devoré d'un ennuy continuel, mourut le 16 Novembre mil ſept cens trente-cinq.

Ouverture du Cadavre.

J'ouvris la tête, la Poitrine & le bas-ventre du Cadavre, où je ne trouvai rien de particulier, à un petit Polype près dans le Ventricule gauche du cœur. Ce que je vis de ſingulier ce fut l'Artére radiale qui étoit cartilagineuſe & diviſée par anneaux, à peu-près comme la trache-artére d'une poule; cette Artére craquoit lorſque je la diſſequai. L'Artére radiale étoit cartilagineuse depuis le pouce jusques vers l'Artére Axillaire. L'Artére cubitale l'étoit aussi, mais non pas tant que l'Artére du poignet.

On a observé aussi ce fait si singulier sur un grand nombre d'Huguenots des Cevennes, Prisonniers à Perpignan, morts d'ennuy à l'Hôpital Militaire de la même Ville.

RESULTAT.

IL paroit certain par les ouvertures des Cadavres, que la sorte de pous raboteux qu'on avoit rémarqué, venoit du racornissement des tuniques de l'Artére du poignet. Il résulte qu'on peut soupçonner un semblable racornissement, lorsqu'en tâtant le pous on observe une pareille chose. Il est évident, Observ. 1. & 2. que l'ennuy ou les peines d'es-

prit, qui rongent pendant un certain tems, peuvent produire non-seulement un dessechement ou racornissement, quelques-fois à l'Artére du poignet, mais encore qu'elles causent la mort. Pourquoi ce racornissement, ce dessechement plutôt à ces parties qu'à d'autres ? C'est un Phénomène que je ne sçaurois dévoiler ; ce qu'il y a de certain, c'est qu'il résulte de ces Observations, qu'il faut prévenir les suites funestes de l'ennuy, en se dissipant le plus que l'on peut, en faisant beaucoup d'exercice, en se communiquant avec ses amis, en ne s'occupant que des choses qui récréent l'esprit & qui puissent écarter, ou du moins affoiblir les tristes idées de l'ennuy; car il est de la prudence de prévenir des accidens fâcheux, que d'être obligé de les combattre.

Pus verd coulant d'une Playe de la Jambe.

OBSERVATION.

UN Garçon Chauderonnier, maigre, délicat, âgé de 18 à 20 ans, étant tombé dans un Ruisseau, se cassa la jambe ; le Peroné étoit fracassé ; il se fit une Playe considérable : des saignées, des Topiques de plusieurs sortes, des Atteles, des Bandages, tout fut mis en usage ; on tira plusieurs esquilles d'os ; la suppuration vint à souhait ; on la suivit pied à pied ; on fut surpris de voir, dès que la suppuration commença à se former, du pus de la couleur du verd de gris ; les plumaceaux

& les compresses étoient aussi de la même couleur, ce qui dura presque tout le tems de la suppuration; sur la fin cependant, la couleur verte étoit moins foncée. Le Malade aprés plusieurs mois, commença à marcher avec des potences & par le moyen d'une bottine de fer blanc qu'on fit. Dans le tems qu'on le croyoit hors d'affaires, il fut attaqué d'un cours de ventre qui l'enleva dans peu de jours.

Ouverture du Cadavre.

J'ouvris le Cadavre, je dissequai la jambe fracturée; je vis l'intérieur des muscles verdâtre; j'examinai les intestins, j'observai aussi quelques tâches verdâtres dans la Membrane interne du *Colon*.

RESULTAT.

RESULTAT.

IL paroit par cette Observation, que la couleur de verd de gris du pus qui couloit de la playe, de même les tâches verdâtres de la membrane interne des intestins, n'ont pas d'autre cause que les particules de Cuivre qui s'étoient introduites insensiblement dans le sang du Garçon Chaudronnier, qui fait le sujet de cette Observation; car en battant le Cuivre & le faisant échaufer, il s'éleve une poussiere imperceptible que les Chaudronniers avalent non-seulement, mais qui s'attache encore à leurs cheveux, que j'ai vû devenir verdâtres à quelques Ouvriers, à mesure qu'ils blanchissent. Que ces mêmes particules de Cuivre ont empêché probablement la guérison de la playe, & ont amené le dévoyement, par où le Malade a fini ses jours. Cette Observation confirme encore l'intrusion des parties métalliques dans le Corps humain; Intrusion qui est prouvée d'ailleurs par les Tranchées, les Coliques, la Paralisie des Plombiers & des Ouvriers qui fondent differens Métaux; par la chûte des dents, le tremblement de ceux qui travaillent aux Mines de Mercure. Il resulte enfin de cette Observation, qu'en traitant des Chaudronniers malades, on ne doit jamais perdre de vûe les parties du Cuivre qu'ils ont avalé en leur travail, qui servent d'obstacle à leur guérison; alors le lait de Vache peut être de quelque secours.

Exostose sur la partie supérieure de l'Os Péroné.

OBSERVATION

UN Negre à Cayenne, lorsque j'y étois par ordre du Roy, souffroit depuis long tems des douleurs dans tous les os, de plus il avoit à la jambe droite près du génou, une tumeur grosse comme la moitié du poing, dure comme une pierre, qui lui causoit une douleur si violente qu'elle l'empêchoit de marcher. La douleur augmentoit à mesure que la Tumeur grossissoit, & le Malade maigrissoit de jour en jour. Comme l'on jugea que la cause du mal dependoit d'un Virus vérolique; l'on tenta quelques frictions mercurielles après avoir fait préceder plusieurs bains domestiques, mais inutilement; les douleurs persistoient toûjours, la Tumeur du génou ne diminua pas; il survint un dévoyement, le Malade ne fit que trainer quelque tems, au bout duquel il mourut dans une Atrophie universelle.

Ouverture du Cadavre.

Dans le Cadavre toutes les parties de la Poitrine & du Bas-Ventre étoient dans un état de secheresse, elles avoient diminué de beaucoup de leur grosseur naturelle. Je rémarquai sur la tête ou sur l'extrêmité supérieure de l'os *Peroné* de la jambe droite une

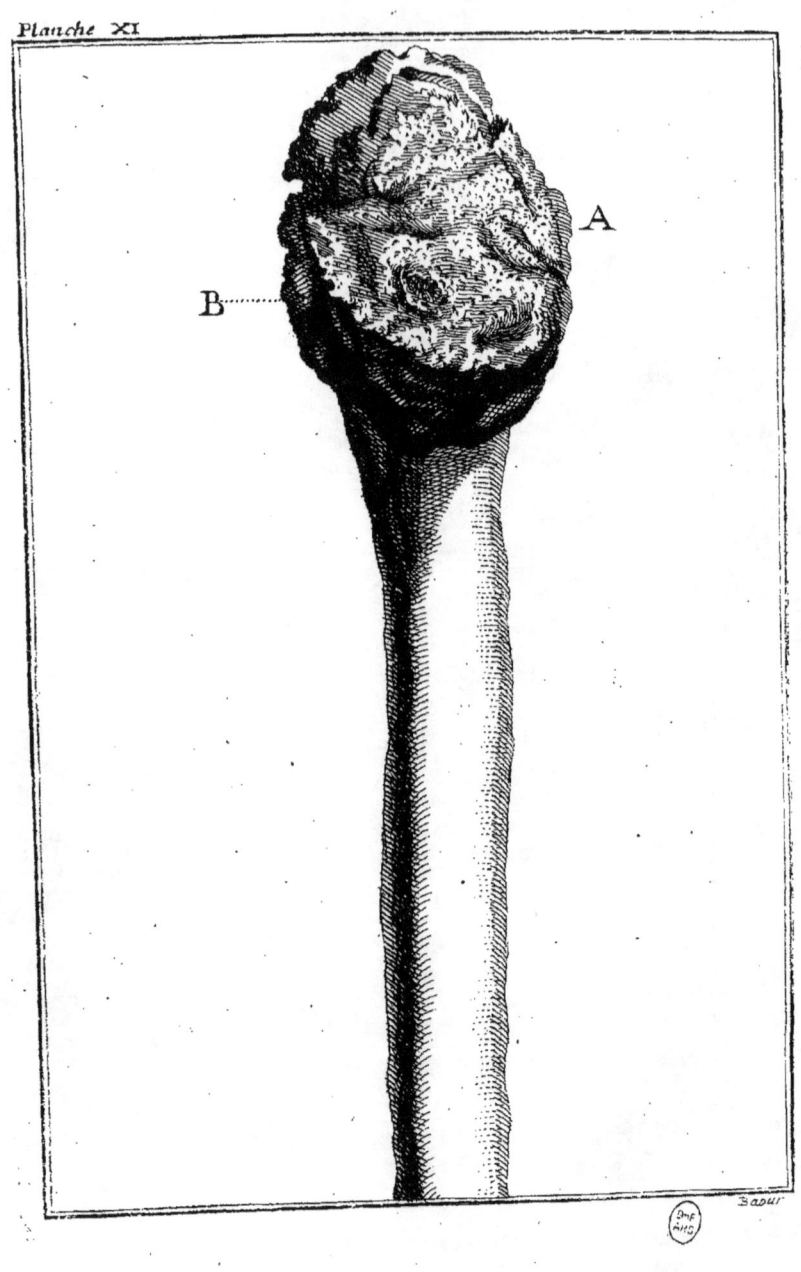

Exostose, ou une Tumeur de l'os *A* *Pl. 11.* dure, ovale, longue de deux pouces & demi sur deux pouces de large, presque applatie, dont la tissure étoit poreuse *B.* Le reste de l'os (que je garde tout entier parmi quelques piéces Anatomiques) étoit dans l'état naturel.

Je n'ai observé qu'une fois le fait que je viens de rapporter.

RESULTAT.

IL est évident par cette Observation, que les os grossissent quelquefois & forment des Tumeurs dans leur propre substance, & que par conséquent le suc nourrissier des os, doit s'épancher hors des Vaisseaux & s'extravaser pour former des Exostoses.

Il resulte aussi qu'un Levain vérolique peut produire cet effet en rongeant & déchirant les Vaisseaux osseux. Il paroit enfin que le Virus vérolique porté à un haut degré devient incurable, même au Mercure.

Gangréne Epidémique.

OBSERVATION.

Plusieurs Soldats de la Garnison de Cayenne (où j'ai été pendant trois ans) entrerent à l'Hôpital du Bourg de cette Isle, pour differentes Maladies ; quelques-uns avoient des Bubons véneriens ; d'autres des Froncles, des Clous aux Bras & aux Jambes. Les Bubons véneriens

& les autres Tumeurs dès qu'elles s'ouvroient, elles devenoient gangréneuses; au lieu d'une suppuration, il survenoit une Fiévre vive qui duroit plus de 30 heures, pendant laquelle le visage étoit enflammé, les yeux rouges, la langue seche, le pous dur, tendu & fréquent. Dès que la Fiévre étoit tombée, il paroissoit à la Tumeur une sorte de tache charboneuse, ou gangréne qui ambuloit & s'étendoit au long de la Tumeur. Les Malades avoient des défaillances, ils devenoient froids par tout le corps, sans pous, & mouroient en peu de jours. On ne voyoit point cette Gangréne dans le Bourg; aussi on s'avisa de changer les Malades en un autre endroit; & l'on rémarqua un amendement sensible. On s'attacha aussi à borner la Gangréne dès sa naissance en scarifiant d'abord la partie & la bassinant ensuite avec l'eau Phagédenique ordinaire, qu'on rendoit plus ou moins forte, à proportion de la griéveté du mal. On pansoit la Playe deux fois par jour avec cette seule eau Phagédenique. La Gangréne se bornoit ordinairement en deux fois 24. heures, & la Playe devenoit rouge; dès lors on y appliquoit un digestif simple fait avec la Terebinthine & le jaune d'œuf; & les Malades guérissoient seurement, moyenant un régime de vie convenable.

Ouverture des Cadavres.

Dans les Cadavres de ceux qui sont morts de cette Maladie, on n'en a
pas

pas ouvert un, où il y ait eû inflammation gangréneuse dans différentes parties, & principalement dans le Bas-Ventre.

Feu Mr. Emanuel Masvezy, habile Chirurgien, Aide-Major de l'Hôpital Militaire de Perpignan & autres anciens Employez, m'ont assuré avoir vû dans ledit Hôpital Militaire en 1694. *le même fait que je viens de rapporter; de même qu'à l'Hôpital de Frague en Catalogne l'an* 1707.

RESULTAT.

IL paroit certain par le narré historique de cette Observation, que la cause connuë de cette Gangréne Epidémique, étoit l'air de l'Hôpital; puisqu'on ne remarquoit pas cette Maladie en Ville, & qu'en changeant les Malades en un autre endroit, on trouva un amendement sensible. Il paroit de même que la Gangréne externe avoit passé en dedans & y avoit produit l'inflammation gangréneuse, observé à l'ouverture des Cadavres. Il resulte enfin, que lorsqu'il regne dans un Hôpital des semblables Maladies, il faut changer les Malades en un autre endroit, afin de leur faire respirer un air different, & borner la Gangréne dès sa naissance, en pratiquant la Méthode rapportée cy-dessus. C'est ce qui m'a parû resulter de ces verités conséquentes les unes des autres.

F I N.

TABLE

DES

OBSERVATIONS

ANATOMIQUES

Contenues dans cet Ouvrage.

SECTION I. *Des Observations faites à la Tête.* page 7
Engorgement du Cerveau causé par la Nostalgie, ou la Maladie du Pays. idem
Cerveau devenu compacte par l'ennuy & par la frayeur. 27

Abscès du dehors de la Tête, infiltré sur le Cerveau. 34

Hydropisie du Cerveau. 38

Ecailles osseuses formées au Cerveau. 46

Inflammation du Cerveau, causé pour avoir mangé des feuilles de Stramonium, des Racines & des Sémences de Jusquiame. 50

Commotion de Cerveau, causée par un coup de Bâton à l'œil & par une chûte. 58

Epilepsie. 64

SECTION II. *Des Observations faites à la Poitrine.* 73

Adhérance du Péricarde au Cœur. 73

Hydropisie du Péricarde. 79

Abscès dans le Cœur. 94

Polype au Cœur. 100

Œdéme du Poûmon. 109

Emphiséme-œdémateux du Poûmon. 119
Tubercules cruds du Poûmon. 124
Inflammation Gangréneuse du Poûmon à la suite d'une fiévre-tierce intermittente, dégenerée en fiévre Lypirie. 131
Adhérance du Poûmon au Diaphragme. 136
Deux Anévrismes à l'Aorte. 140
SECTION III. *Des Observations faites au Bas-Ventre.* 146
Estomac d'une figure & d'une grandeur extraordinaires. 146
Boursouflement d'Estomac. 151
Pylore obstrué & cartilagineux. 157
Tumeur Skirreuse, ou sorte de Champignon, né sur l'intestin Duodenum. 164
Intestins percés par des Vers. 167
Inflammation Gangréneuse du Bas-Ventre à la suite d'une Colique. 170

*Diaphragme, Poûmon & Foye percés
à la fois par un coup d'Epée.* 174
Inflammation du Diaphragme. 177
Abscès au Foye. 182
Pierres dans les Reins. 186
Tubercules abscedés des Reins. 190
Urine enkistée entre les deux membranes de la Vessie. 196
Fongus *au col de la Vessie.* 200
Inflammation Gangréneuse de la Vessie pour avoir pris intérieurement des Cantharides en poudre. 205
Hydropisie de l'Ovaire. 208
Estomac cartilagineux. 211
SECTION IV. *Des Observations faites aux extrèmités du Corps humain.* 216
Artere du Poignet cartilagineuse. 216

*Pus verd coulant d'une Playe de la
Jambe.* 223
*Exostose sur la partie supérieure de
l'Os Peroné.* 227
Gangréne Epidémique. 230

FIN DE LA TABLE.

APPROBATION.

EXTRAIT des Regiſtres de la Société Royale des Sciences.

Du Jeudi 13. Mai 1753.

MESSIEURS LAMORIER, DE SAUVAGES ET LAMURE qui avoient été nommés pour examiner un Ecrit de Monſieur BARRERE, qui a pour Titre, *Diverſes Obſervations Anatomiques, &c.* en ayant fait leur rapport, la Compagnie a jugé que cet Ouvrage qui contient un grand nombre de Recherches utiles & intéreſſantes, meritoit l'Impreſſion. En foi de quoi j'ai ſigné le préſent Certificat. A Montpellier, ce 13. Mai 1751.

Signé, DE RATTE,
Directeur & Sécretaire perpétuel de la Societé Royale des Sciences.

PRIVILEGE

PRIVILEGE DU ROY.

LOUIS, par la grace de Dieu, Roy de France & de Navarre; à nos Amés & féaux Conseillers, les Gens tenant nos Cours de Parlement, Maîtres des Requêtes ordinaires de notre Hôtel, Grand Conseil, Prevôt de Paris, Baillifs, Sénechaux, leurs Lieutenans civils & autres nos Justiciers qu'appartiendra; SALUT. La Société Royale des Sciences établie en notre Ville de Montpellier, par Lettres Patentes du feu Roy notre très-honoré seigneur & Bisayeul, données à Versailles au mois de Février 1706. Nous a remontré que plusieurs Membres de cette Academie, auroient composé plusieurs Ouvrages sur les Matieres qui font l'objet de leurs occupations, lesquels elle souhaiteroit donner au Public; Nous supliant de vouloir lui accorder toutes Lettres & Priviléges nécessaires pour faire imprimer, vendre & débiter tous & tels Ouvrages qu'elle aura composé, conformément à l'Article XXXVIII. des Statuts de ladite Société. A CES CAUSES, voulant procurer à ladite Société en Corps & à chaque Académicien en particuler, toutes les facilités & moyens qui peuvent contribuer à rendre leur Travail utile au Public, Nous lui avons permis & accordé, permettons & accordons par nos présentes Lettres; de faire imprimer, vendre & débiter en tous les Lieux de nôtre Royaume, & non ailleurs, par tel Imprimeur ou Libraire qu'elle jugera à propos de choisir, en telle forme, marge & caractere, & autant de fois que bon lui semblera, les Remarques & Observations journalieres, & les Relations annuelles de ce qui aura été fait dans les assemblées de ladite Académie, & généralement tout ce qu'elle voudra faire paroître, pendant le tems de douze années consécutives, à compter du jour de la date desdites Présentes. Faisons deffenses à toutes personnes de quelque qualité & condition qu'elles soient, d'en introduire d'impression étrangere dans aucun lieu de notre obéissance; comme aussi à tous Libraires, Imprimeurs, autre que celui que ladite Société aura choisi, d'imprimer, faire imprimer, vendre, faire vendre, débiter, ni contrefaire lesdits Ouvrages, tant en vers qu'en prose, composés par ladite Société, en tout ni en partie, ni d'en faire aucuns Extraits, sous quelque prétexte que ce soit d'augmentation, correction, changement de Titre, même de feuilles separées ou autrement, sans la permission expresse & par écrit des Académiciens de ladite Société, ou de ceux qui auront droit d'elle, à peine de confiscation des Exemplaires contrefaits, de six mille livres d'amende contre chacun des contrevenans, dont un tiers à Nous, un tiers à l'Hôtel-Dieu du Lieu, & l'autre tiers à ladite Société; à la charge que ces Présentes seront enrégîtrées tout au long sur le Régistre de la Communauté des Libraires-Imprimeurs de Paris, dans trois mois de la date d'icelles ; Que notredite Société se conformera en tout aux Réglemens de la Librairie, & notamment à celui du 10 Avril 1725 ; Et qu'avant d'expofer en Vente lefdites Remarques & Ouvrages, les Manufcrits ou Imprimés qui auront fervi de Copie à l'Impreffion, feront remis dans le même état, avec les Approbations & Certificats qui en auront été donnés, ès mains de notre très-cher Féal Chevalier, le Sieur d'AGUESSEAU, Chancelier de France, Commandeur de nos Ordres ; & qu'il en fera enfuite remis deux Exemplaires de chacun dans notre Bibliothéque publique, un dans celle de notre Chateau du Louvre, & un dans celle de notredit très-cher & féal Chevalier, le Sieur d'AGUESSEAU, Chancelier de France, le tout à peine de nullité des Préfentes, du contenu defquelles, vous mandons & enjoignons de faire joüir notredite Société pleinement & paifiblement, fans fouffrir qu'il leur foit fait aucun trouble ou empêchement : Voulons que la Copie des Préfentes qui fera imprimée tout au long au commencement ou à la fin defdits Remarques & Ouvrages, foit tenuë pour duëment fignifiée, & qu'aux Copies collationnnées par l'un de nos Amés & Féaux Confeillers Sécrétaires, foi foit ajoûtée comme à l'Original. Commandons au prémier notre Huiffier ou Sergent fur ce requis, de faire pour l'exécution d'icelles, tous Actes requis & néceffaires, fans demander autre Permiffion, & nonobftant clameur de Haro, Chartre Normande & Lettres à ce contraires : Car tel eft notre plaisir. DONNÉ à Paris le sixiéme jour du mois d'Août, l'an de grace mil sept cens quarante-cinq, & de notre Régne le trentiéme.

Par le Roy en son Conseil, Signé, SAINSON.

Registré sur le Registre XI. de la Chambre Royale & Syndicale des Libraires & Imprimeurs de Paris, N°. 472. Fol. 409, conformément au Réglement de 1723. qui fait défenses, Article IV. à toutes Personnes de quelque qualité qu'elles soient, autres que les Libraires & Imprimeurs, de vendre, débiter & faire afficher aucuns Livres pour les vendre en leurs noms, soit qu'ils s'en disent les Auteurs ou autrement, à la charge de fournir à ladite Chambre Royale & Syndicale des Libraires & Imprimeurs de Paris huit Exemplaires de chacun, prescrit par l'Article 108. du même Réglement. A Paris le 13 Août 1745.

Signé, VINCENT, Syndic.

Collationné par Nous Conseiller - Secrétaire du Roy, Maison & Couronne de France, Controlleur en la Chancélerie de Montpellier.

Signé, VASSAL.

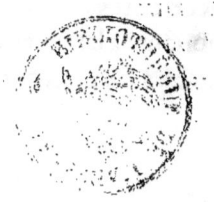

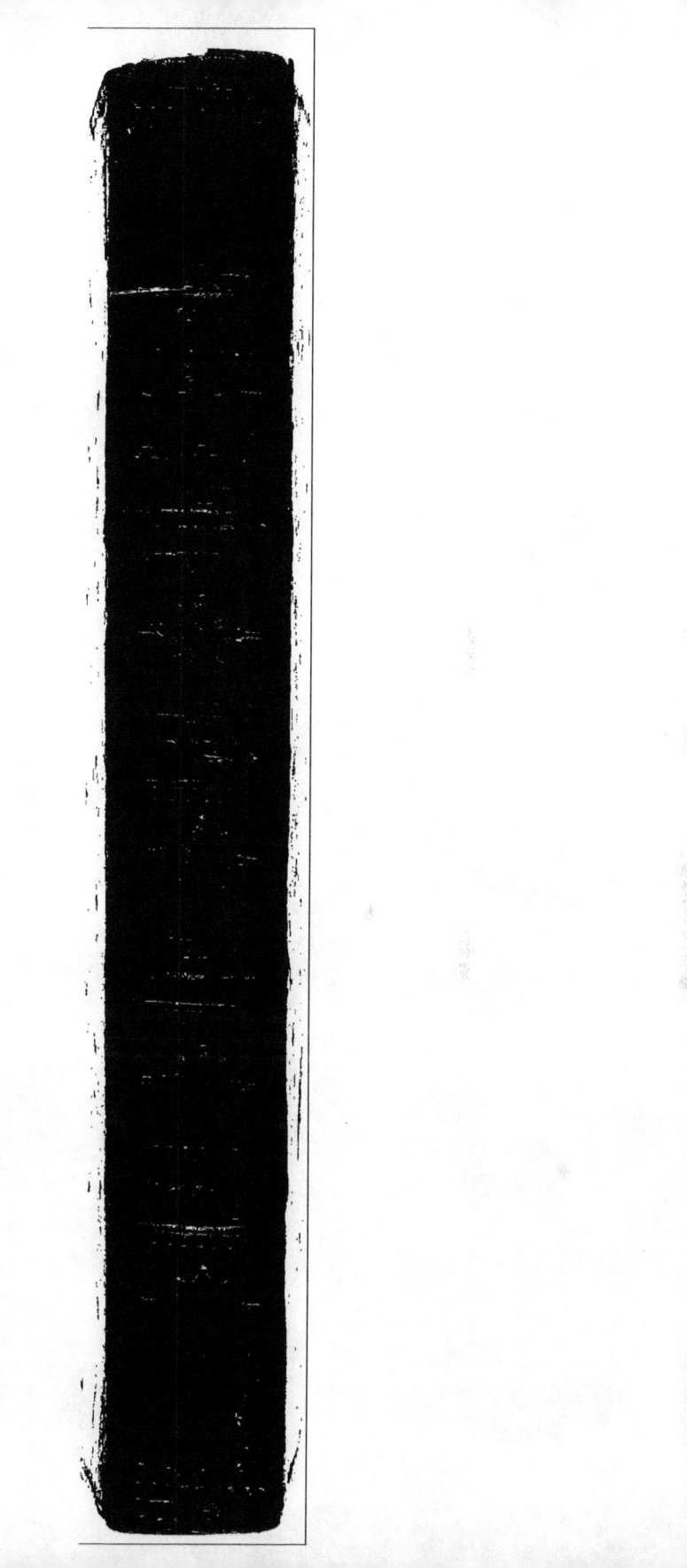

www.ingramcontent.com/pod-product-compliance
Lightning Source LLC
Chambersburg PA
CBHW050644170426
43200CB00008B/1143